Uri Weinblatt

Contactivity –

mit Neuer Autorität raus aus der Vermeidung

Vandenhoeck & Ruprecht

Für Haim, meinen Lehrer

Mit 4 Tabellen und 3 Abbildungen

Bibliografische Information der Deutschen Nationalbibliothek:
Die Deutsche Nationalbibliothek verzeichnet diese Publikation in der Deutschen Nationalbibliografie; detaillierte bibliografische Daten sind im Internet über https://dnb.de abrufbar.

Umschlagabbildung: Seksun Guntanid/shutterstock.com

Satz: SchwabScantechnik, Göttingen
Druck und Bindung: Beltz Grafische Betriebe GmbH, Bad Langensalza
info@v-r.de

Vandenhoeck & Ruprecht Verlage | www.vandenhoeck-ruprecht-verlage.com

ISBN 978-3-525-45925-6

Inhalt

Einführung

Eine wachsende Zahl von Kindern, Jugendlichen und jungen Erwachsenen weigert sich, an Aktivitäten teilzunehmen, die für ihr Alter als normal gelten. Viele schwänzen den Unterricht oder gehen gar nicht mehr zur Schule, meiden gesellschaftliche Zusammenkünfte, kommen nicht zu Familienfeiern, lehnen eine Erwerbstätigkeit ab und verlassen manchmal sogar tagelang ihr Zimmer nicht.

Für viele dieser Jugendlichen ist ein Leben in Abgeschiedenheit und Vermeidung zur Norm geworden. Sie gehen nicht mehr aus, um Freunde zu treffen. Stattdessen ziehen sie es vor, in das soziale Leben am Bildschirm einzutauchen – oder gar nicht. Viele haben das Gefühl, dass es zu schwierig ist, persönliche Beziehungen zu pflegen, und dass sich die Mühe nicht lohnt.

Es ist verlockend, diese jungen Menschen für diese Vermeidungshaltung zu kritisieren und sie als kindisch, hedonistisch oder naiv zu verurteilen – oder gar zu entscheiden, dass sie die Realität verleugnen. Doch eine solche Lebenseinstellung zeugt vielleicht tatsächlich von einem reiferen Denken oder zumindest von einer weniger unschuldigen Wahrnehmung, als sie für frühere Generationen typisch war. Tatsächlich ist die heutige junge Generation in vielen Bereichen realistischer und zynischer, was die Verhältnisse auf der ganzen Welt angeht – schließlich sind die Medien voll von Informationen über weit verbreitete Ungleichheit, Korruption und fehlende Gerechtigkeit.

In der Regel sind es die Schwächeren unter uns, die solche Symptome entwickeln, und es sind diese »Vermeider«, die uns etwas über unsere Welt und ihre wichtigsten Herausforderungen von heute lehren können. Beispiele sind nicht schwer zu finden:

- Die Schwierigkeit, in einer Wettbewerbsgesellschaft und einer leistungsorientierten Kultur zu leben, in der man ständig mit der Botschaft bombardiert wird, dass großer Erfolg das einzige Ziel sei, für das es sich zu leben lohnt.

- Unzulänglichkeiten des Schulsystems.
- Anachronistische Vorstellungen über das Verhalten von Kindern, insbesondere über die Definition von Kooperation.
- Der Kampf um die Erfahrung von Zugehörigkeit.

Von außen betrachtet scheint es oft so, als ob diejenigen, die das »echte Leben« meiden, keinen Wert auf Beziehungen legen. Tatsächlich ist es nicht leicht, hinter dem distanzierten und zurückgezogenen Verhalten, das für solche Menschen typisch ist, eine zutiefst ambivalente Haltung zu erkennen, bei der der Wunsch nach Zugehörigkeit Hand in Hand geht mit der Angst, gesehen, lächerlich gemacht und abgelehnt zu werden. Die Trennung äußert sich in der Regel in leicht zu beobachtenden Verhaltensweisen, während das Bedürfnis nach Zugehörigkeit eher versteckt wird, nicht nur vor anderen, sondern auch vor sich selbst. Eine Erscheinungsform dieser Ambivalenz finden Erwachsene besonders beunruhigend: Die vermeidende Person verbringt nach und nach immer mehr Zeit vor dem Bildschirm. Sie empfindet solche Aktivitäten im Gegensatz zu ihren Eltern als äußerst befriedigend, weil sie sowohl ihre Sehnsucht nach Bindung als auch ihre Angst davor zum Ausdruck bringen; sie sind im Wesentlichen ein Versuch, das Problem der Trennung zu lösen. Diese Lösung ist insofern »sicher«, als es möglich ist, Verbindung weitgehend unbelastet von der Angst vor Ablehnung oder Versagen zu erleben. Wenn dies jedoch die einzige Strategie ist, um mit den Herausforderungen und Hürden des Lebens umzugehen, fordert eine solche Lösung einen hohen Tribut und wird letztlich selbst Teil des Problems.

Ein starkes und stabiles Selbstwertgefühl beruht auf echten und gesunden Beziehungen, sowohl zu anderen als auch zu sich selbst. Solche Beziehungen fördern Vitalität, Arbeitsmotivation, emotionale Belastbarkeit und Mitgefühl mit sich selbst, auch angesichts von Misserfolgen. Um solche gesunden Beziehungen zu entwickeln und zu pflegen, brauchen vermeidende Menschen unsere Hilfe. Selbst wenn sie scheinbar zufrieden sind, wenn sie sich nicht um ihre Isolation zu kümmern scheinen, wenn sie keinen Wunsch oder keine Motivation zur Veränderung zeigen – sie brauchen uns, Therapeutinnen und Berater, Eltern, Lehrerinnen und Freunde, um ihnen zu helfen, aus der Festung auszubrechen, die sie um sich herum gebaut haben, eine Mauer, die sie errichtet haben, um mit dem Gefühl fertig zu werden, dass sie keinen Platz oder keine Bedeutung in dieser Welt haben und darin niemals Erfolg haben können.

Dieses Handbuch ist eine Ergänzung zum ursprünglichen Handbuch zur Neuen Autorität[1], das sich auf die Unterstützung von Eltern junger Menschen konzentriert, die störendes oder aggressives Verhalten zeigen. Mein Ziel ist es, den Anwendungsbereich des Ansatzes der Neuen Autorität zu erweitern, um den Herausforderungen der Arbeit mit vermeidenden Personen und ihren Familien gerecht zu werden. Das Prinzip, das meinen Ansatz leitet, ist, dass wir uns zuallererst auf die Bedürfnisse von »abtrünnigen« jungen Menschen einstellen müssen, um ihre Fähigkeiten richtig einzuschätzen, um zu verstehen, warum Vermeidung in unserer Welt Sinn ergibt, um die verlockenden Kräfte dieser Lebenseinstellung und sogar ihre positiven Seiten anzuerkennen. Nur dann können wir eine Verbindung herstellen, die bei einer solchen Person Selbstakzeptanz, Motivation und die Bereitschaft fördert, die Probleme der heutigen Realität zu bewältigen.

KAPITEL 1

Contactivity: Ausweitung des Konzepts der Neuen Autorität

Übersicht

Die Phänomene des Vermeidens, des Rückzugs und der Selbstisolierung sind weltweit immer weiter verbreitet. Daher ist es dringend erforderlich, unsere Behandlungsmodelle zu erweitern, um auf diese Bedingungen einzugehen. In diesem Kapitel werden die wichtigsten Themen, die für die Arbeit mit Eltern von vermeidenden Personen relevant sind, sowie die erforderlichen Anpassungen in der Praxis von Therapeuten, die bisher hauptsächlich mit Eltern von verhaltensauffälligen Kindern gearbeitet haben, umrissen und erläutert.

Contactivity – Grundsätze

1. Vermeiden ist keine Aggression
2. Vermeidung ist in erster Linie das Ergebnis einer dysregulierten Scham
3. Vermeidung kann nicht durch Gewaltanwendung gelöst werden
4. Ziel ist es, mit dem Kind in Kontakt zu treten und die Aktivität in seinem Leben zu fördern
5. Verbindung geht vor Funktionieren
6. Technologie schafft sowohl Probleme als auch Lösungen
7. »Verbindende« Gespräche führen zu Kontakt; »problemlösende« Gespräche führen zu Kontaktabbruch
8. Unterstützen heißt nicht ermöglichen
9. Wir widerstehen der Verzweiflung und dem Verlust der Hoffnung
10. Wandel erfolgt nach dem »Prinzip der Akkumulation«

Grundsatz 1: Vermeiden ist keine Aggression

Die Umwelt, in der wir leben, hat sich in kurzer Zeit bis zur Unkenntlichkeit verändert. Neue Technologien werden praktisch täglich eingeführt, und die Veränderungen, die sie bewirken, verlaufen so schnell, dass es fast unmöglich ist, ihre Auswirkungen in Echtzeit zu beurteilen. Sie sind jedoch dramatisch und grundlegend und wirken sich auf unsere grundlegendsten Verhaltensweisen aus: Schlafmuster, zwischenmenschliche Kommunikation und sogar unsere Liebesbeziehungen. Verhaltensweisen, die bis vor kurzem als Teil der »menschlichen Natur« angesehen wurden, werden zunehmend als Derivate von Kultur und Technologie verstanden.

Ein wichtiger Ausdruck dieses Wandels ist die Art und Weise, wie Kinder und Jugendliche auf Kummer und Leid reagieren. Vor nicht allzu langer Zeit waren die häufigsten Reaktionen aggressives und widerspenstiges Verhalten. Heute sind es Vermeidungsverhalten und Abschottung. Waren es früher vor allem bereits erwähnte aggressive Verhaltensweisen, wegen derer Eltern ihre Kinder und insbesondere heranwachsende Jungen behandeln ließen, so sind es heute vor allem Bindungslosigkeit, Vermeidungsverhalten, Isolation und Motivationsprobleme.

Dieser Wandel erfordert, dass wir – Therapeuten, Lehrerinnen und Eltern – unsere Herangehensweise und Behandlungspläne überdenken.

Ursprünglich wurde »Neue Autorität« als Behandlungsmodell entwickelt, um Eltern zu helfen, die sich hilflos fühlen und nicht in der Lage sind, wirksam mit dem widerspenstigen, störenden oder gewalttätigen Verhalten ihrer Kinder umzugehen. Das Hauptziel der Neuen Autorität besteht darin, die Eltern darin zu schulen, ihre Präsenz und Entschlossenheit zu demonstrieren, indem sie eine als »gewaltfreier Widerstand« bekannte, nicht strafende Handlungsstrategie anwenden.[2] Durch die Anwendung dieses Ansatzes auf das Elterntraining haben wir eine Reihe von Interventionen entwickelt, die auf elterlichem Protest beruhen, wobei wir genau darauf achten, dass diese Maßnahmen nicht zu einer Eskalation in den Interaktionen mit dem Kind führen. Als Teil der Behandlung schlagen wir vor, Personen zur Unterstützung zu rekrutieren, z. B. durch Einbeziehung von Familie und Freunden.

Um zu Hause eine positive Atmosphäre zu schaffen, ermutigen wir die Eltern, sich konsequent um Versöhnung und Wiedergutmachung zu bemühen. Inzwischen haben Dutzende von Studien die Wirksamkeit von Neuer Autorität hinsichtlich der Verringerung problematischer Verhaltensweisen bei Kindern und der Stärkung von Eltern, Lehrern und Therapeutinnen in stationären Einrichtungen nachgewiesen.[3]

Im Gegensatz zu »Verhaltensproblemen« sind Vermeidungsverhaltensweisen jedoch nicht von Natur aus aggressiv, und die Dynamik, die zu diesen beiden Arten von Reaktionen führt, sie aufrechterhält und schließlich auflöst, unterscheidet sich grundlegend. Diese Unterscheidungen machen es erforderlich, das ursprüngliche Modell der Neuen Autorität um Vermeidungsverhalten zu erweitern.

Die Leitlinien für *Contactivity* (Neue Autorität für Vermeidung) wurden ausdrücklich entwickelt, um Eltern von vermeidenden Kindern und Jugendlichen zu unterstützen. Der Begriff »Contactivity« setzt sich aus den beiden Wörtern »contact« und »activity« zusammen. Dies sind unsere Hauptziele. Die Therapie ist so aufgebaut, dass wir zuerst mit dem Kind in Kontakt treten, und dann die Aktivität (und Motivation) folgt, oft spontan und ohne Selbstzwang. Der Ansatz ist darauf ausgerichtet, jungen Menschen zu helfen, die wenig Interesse an ihrer Umgebung zeigen und skeptisch sind, dass sich die Dinge für sie verbessern könnten. Fachleute diagnostizieren bei diesen jungen Menschen häufig Depressionen und bzw. oder Angstzustände, obwohl sie die klassischen Kriterien für diese Störungen nicht erfüllen. In Wirklichkeit sind sie eher unbeteiligt als traurig und eher unwillig als ängstlich.

Vermeidungsverhalten kann, ähnlich wie Aggression, dazu führen, dass sich Eltern (und andere dem Vermeider nahestehende Erwachsene) frustriert, hilflos und verzweifelt fühlen. Infolgedessen wird es fälschlicherweise oft als Machtdemonstration interpretiert. In Wirklichkeit sind Vermeidungsverhalten und Abschottung jedoch das Mittel der Machtlosen, Verletzlichen und Schwachen. Das Gefühl der Ohnmacht der Eltern bedeutet nicht, dass das vermeidende Kind mächtig ist (oder sich mächtig fühlt); es ist vielmehr ein Spiegelbild der Gefühle von Unzulänglichkeit beim Kind. Dieses Verständnis ist entscheidend für den Umgang mit vermeidenden Personen. Wenn wir ihr Verhalten als Manipulation, Anspruch oder verdeckte Aggression interpretieren, werden wir mit unserer eigenen Machttaktik reagieren – und da ist Scheitern vorprogrammiert.

Dies gilt unabhängig davon, ob das Kind ein intensives Vermeidungsverhalten an den Tag legt, das wir als »Shutdown-Vermeidung« bezeichnen, oder ob es mildere Vermeidungssymptome zeigt, die eine reaktive bzw. flüchtige Reaktion auf eine wahrgenommene Bedrohung darstellen. Der Einfachheit halber werden wir letzteren Zustand als »reaktive« Vermeidung bezeichnen.

Tatsächlich können Abschottung und reaktives Vermeidungsverhalten ebenso wie aggressives Verhalten auf eine Störung verschiedener Stressregulierungssysteme zurückzuführen sein. Während Aggression und reaktives Vermeidungsverhalten häufig das Ergebnis einer Dysregulation des autonomen Systems sind (das Kampf- oder Fluchtreaktionen steuert), rühren Vermeidungsverhaltensweisen, wie z. B. anhaltende Selbstisolation, von der Aktivierung des primitiven dorsalen vagalen Systems her, dem ältesten Signalweg, der uns hilft, uns vor Lebensbedrohungen zu schützen, indem wir uns immobilisieren und abschalten.[4] Bei einer Kampfreaktion oder einer selbstschützenden Aggression kann die betroffene Person Herzrasen, Schweißausbrüche und andere Anzeichen einer Aktivierung erleben. Sie mobilisiert sich adaptiv, um einer Bedrohung entgegenzuwirken. Im Shutdown-Zustand treten andere Prozesse auf, darunter eine Verlangsamung der Herz- und Atemfrequenz und ein träger Körper (siehe Tabelle 1). Die Person befindet sich in einem adaptiven Zustand der Energieeinsparung oder des Rückzugs im Dienste des Überlebens.[5] Während einige reaktive Vermeidungsverhaltensweisen die Fluchtreaktion widerspiegeln können, die Teil des autonomen Signalwegs ist, sind lang anhaltende Rückzugsverhaltensweisen eher mit der Aktivierung des dorsalen vagalen Systems verbunden.[6]

Tabelle 1: Anzeichen für Aggression, reaktives Vermeiden und Shutdown-Vermeidung

Aggression	Reaktives Vermeiden	Shutdown-Vermeidung
– sucht Kontakt – feindseliges Verhalten – beschleunigte Herzfrequenz – impulsiv – schaut intensiv – wütend – schnelle Bewegungen – erhobene Stimme – dominierend – Vorträge – Drohgebärden	– bewegt sich weg – besorgtes und verletztes Verhalten – beschleunigter Herzschlag – schaut weg – spricht in kurzen Sätzen – schweigt – ist mürrisch – ängstlich – ambivalent gegenüber Verbindungen – sarkastisch	– sucht Sicherheit – wirkt wie erstarrt – apathisch – niedriger Muskeltonus – Verlangsamung der Herz- und Atemfrequenz – schaut nach unten und mehr auf Dinge als auf Menschen – scheint andere nicht zu hören – macht wenig oder keine Geräusche – träger Körper – flaches Gesicht – wirkt müde

Grundsatz 2: Vermeidung ist in erster Linie das Ergebnis von dysregulierter Scham

Vermeidendes Verhalten ist in der Regel mit Angst verbunden[7]: Die betroffene Person erkennt die Gefahr und möchte ihr entkommen. Je höher das Angstniveau ist, desto stärker ist die Vermeidungstendenz und desto eingeschränkter sind auch die Berührungspunkte der Person mit dem Leben. Angst führt tendenziell zu einer »Angst vor der Angst«, d. h. zu einer erhöhten Empfindlichkeit und Intoleranz gegenüber dem Erleben von Ängsten. Der Betroffene ist ständig in Alarmbereitschaft, überwacht sich selbst, indem er nach Anzeichen für Ängstlichkeit sucht und verstärkt dieses Gefühl dadurch noch. Eine solche Sichtweise macht die Welt zu einem gefährlichen und trostlosen Ort, den man so weit wie möglich meiden sollte.

Viele Vermeider sind zwar tatsächlich ängstlich, doch ein genauerer Blick auf ihr Verhalten zeigt, dass es nicht so sehr auf die Angst vor der Angst zurückzuführen ist, sondern auf die Angst, sich minderwertig zu fühlen – was wiederum in einer anderen Emotion wurzelt: der Scham.

Um das Verhalten des vermeidenden Kindes zu verstehen, ist es wichtig, die Scham zu verstehen. Während die meisten Vermeider eine Kombination aus Scham und Angst zeigen, spielt die Scham in der Mehrzahl der Fälle eine weitaus größere Rolle. Diese Unterscheidung ist von entscheidender Bedeutung, denn die Prinzipien zur Regulierung von Scham unterscheiden sich von denen zur Regulierung von Angst. Im ersten Fall muss die Person ermutigt werden, ihre Gefühle vor sich selbst und anderen zu offenbaren und Verletzlichkeit zu tolerieren[8], während sie im zweiten Fall Hilfe benötigt, um sich gefürchteten Objekten oder Situationen auszusetzen und zu lernen, Unsicherheit und Kontrollverlust zu tolerieren.

Das Gefühl der Scham veranlasst den Menschen nicht nur, sich zurückzuziehen und zu fliehen (wie auch die Angst), sondern vor allem, sich zu verstecken. Der junge Mensch versteckt sich wegen seiner Misserfolge (beruflich, sozial und schulisch), in extremen Situationen sogar wegen seiner eigenen Existenz. Er kann es nicht mehr ertragen, von anderen gesehen zu werden, weil er befürchtet, dass dies sein Gefühl der Minderwertigkeit noch verstärkt. Ein schamgeplagter Mensch fühlt sich nackt, schutzlos und in höchst verletzlicher Weise ausgesetzt. Die vermeidende Person versucht, sich durch Verbergen und Isolation vor solchen Risiken zu schützen. Eine Strategie, die in Maßen hilfreich ist, die Scham bei wiederholter Anwendung aber lediglich aufrechterhält und verstärkt. Zu den Mechanismen, die hinter der letztgenannten Dynamik stehen, gehören die folgenden:

- Die Selbstisolierung hindert die betroffene Person daran, die wirksamsten Strategien zur Schamregulierung anzuwenden, nämlich offen mit anderen zu sprechen, Intimität zu pflegen und ein Gefühl der Zugehörigkeit zu entwickeln.
- Der Mantel der Verschwiegenheit, in den der Jugendliche sein tägliches Leben hüllt, lässt Probleme eskalieren. Da die Öffentlichkeit seine Handlungen nicht überwacht, gibt es weniger Hindernisse, Grenzen und Hemmungen, die einem nicht funktionierenden Verhalten im Wege stehen.[9]
- Die Vermeidung verhindert, dass der junge Mensch die Hilfe bekommt, die er braucht.
- Sich abzuschotten und anderen aus dem Weg zu gehen, hilft der vermeidenden Person in keiner Weise, ihre innere, kritische

> Stimme zum Schweigen zu bringen, die den Beschämungsprozess anheizt. Dieses Schimpfen aus dem Inneren ist oft wertender, härter und destruktiver als jeder Input von außen. Ohne die stabilisierende Wirkung echter und wohlwollender Unterstützung von außen bleibt das vermeidende Kind allein mit dieser nörgelnden, sich selbst herabsetzenden Stimme zurück, die es unablässig daran erinnert, wie fehlerhaft und wertlos es ist. Das ist es, was Scham so schmerzhaft und zerstörerisch macht.[10]

Jeder Mensch empfindet viel mehr Scham, als ihm bewusst ist, und das gilt besonders für diejenigen, die sich abkapseln und ausweichen. Es ist die Scham, die sie zögern lässt, sich anderen zu öffnen, sich mit ihnen zu beraten, sich Hilfe zu holen, zu reden und zu kommunizieren, sich zu kümmern und umsorgt zu werden, kurz gesagt, sich zu verbinden. Wenn die Scham reguliert ist, wird die Inanspruchnahme von Hilfe nicht als Demütigung, sondern als Unterstützung empfunden; je höher der Grad der Scham ist, desto geringer ist die Fähigkeit, Schwierigkeiten zu erkennen, sie anzugehen und Lösungen zu finden. Vermeidenden Menschen zu helfen, ist also gleichbedeutend mit dem Wissen, wie man die Scham reguliert, die sie zum Schweigen bringt und lähmt und so verhindert, dass sie die Hilfe bekommen, die sie brauchen.

Historisch gesehen hat sich das Gefühl der Scham entwickelt, um dem Individuum ein Verständnis für seinen Platz in der Gruppe zu vermitteln.[11] Da das Gemeinschaftsleben einerseits Informationen über den eigenen Platz in der Gruppenhierarchie und andererseits Hemmungen erfordert, die einen daran hindern, entgegen den Entscheidungen der Gruppe zu handeln, entwickelte sich das Gefühl der Scham. Es hielt die Menschen dazu an, die sozialen Normen zu befolgen und hielt sie gleichzeitig davon ab, von ihnen abzuweichen. So hatte die Scham in der fernen Vergangenheit eine lebensrettende Funktion: Verhaltensweisen, die gegen die Gruppennormen verstießen, führten zum Ausschluss, was in der Regel den Tod bedeutete.[12]

Wenn die Scham dysreguliert ist, wird sie ihrer positiven Funktion, das Gruppenleben aufrechtzuerhalten, beraubt; stattdessen fördert sie dysfunktionale Einstellungen zu sich selbst und zu anderen – entweder kümmert sie sich überhaupt nicht um Beiträge von innen oder außen

(Schamlosigkeit) oder sie kümmert sich zu sehr und beschäftigt sich übermäßig mit solchen Signalen (Schamhaftigkeit).[13] Kinder und Jugendliche, die vermeiden und sich abkapseln, schwanken oft zwischen diesen beiden Zuständen und müssen daher dabei unterstützt werden, sich von einem der beiden zu lösen (siehe Abbildung 1).

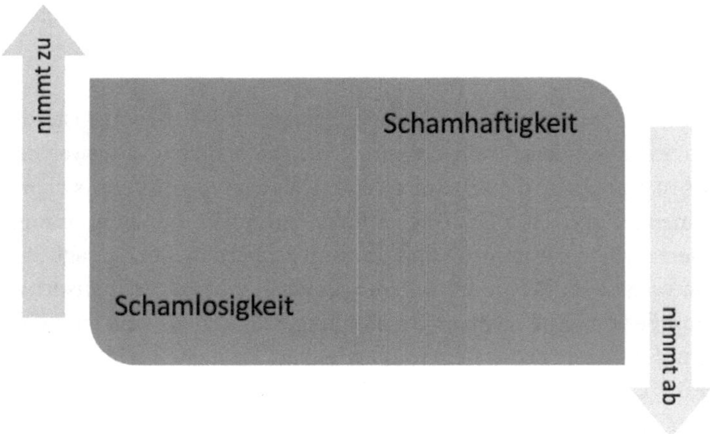

Abbildung 1: Grundsätze der Schamregulierung

Grundsatz 3: Vermeidung kann nicht durch Gewaltanwendung gelöst werden

Vermeidende Verhaltensweisen von Kindern äußern sich in unterschiedlichem Ausmaß als Widerwillen, den Anweisungen der Eltern zu folgen oder ihre Erwartungen zu erfüllen, und werden von diesen daher als absichtliche Nichtkooperation interpretiert. Eine solche Sichtweise geht jedoch an der Sache vorbei: Sie erfasst das Element des Ungehorsams oder Widerstands im Verhalten des Kindes, bezieht sich aber in keiner Weise auf dessen Quelle. Und die Quelle ist in diesem Fall die Angst, als schwach und minderwertig angesehen zu werden – beides Aspekte, die mit dem Gefühl der Scham verbunden sind. Gehorsamsverweigerung, insbesondere bei Teenagern, wird oft auf eine antagonistische und unangepasste Haltung zurückgeführt. Wir neigen dazu, das Verhalten dieser Kinder als Ausdruck eines Gefühls der Macht und sogar des Anspruchs zu sehen. In den meisten Fällen entspricht dies jedoch nicht der Wahrheit: Während Widerspenstigkeit, die aus einem Gefühl der Überlegenheit resultiert, durch Wut und Grandiosität gekennzeichnet ist, neigen die meisten Jugendlichen, die sich weigern, sich anzupassen, eher zu Scham, Ängsten und Apathie. Mit anderen Worten: Sie fühlen sich schwach und ungenügend.

Da Vermeidungsverhalten und Loslösung von sich und anderen oft als Rebellion oder als Ausdruck von Anspruchsdenken angesehen werden, neigt man dazu, sie mit Gewalt zu bekämpfen. Eltern haben vielleicht das Gefühl, dass sie etwas Dramatisches tun müssen, um ihr Kind aufzurütteln, ihm die Augen zu öffnen und es in Bewegung zu bringen. Doch wenn man es auf diese Weise herausfordert, führt das nur zu noch mehr Starrheit und Isolation. Wenn man sich einem ängstlichen und scheuen Tier nähert, muss man geduldig sein und sich ihm auf eine nicht bedrohliche Weise nähern. Das Gleiche gilt für die Wiederannäherung an ein vermeidendes Kind, das sanfte Unterstützung braucht, anstatt Drängeln, Schubsen und Stupsen.

Ein weiterer Grund dafür, dass die Anwendung von Gewalt im Umgang mit einem vermeidenden Kind kontraproduktiv ist, besteht darin, dass der Kern eines solchen Verhaltens das mangelnde Vertrauen des Kindes in seine Fähigkeit ist, erfolgreich zu sein. Es ist also kein Wunder, dass es nicht motiviert ist. Es versteht sich von selbst, dass kein noch so großer Druck und kein noch so großer Zwang ein solches Problem beheben kann, ganz gleich, wie gut die Eltern es meinen.

Grundsatz 4: Ziel ist es, mit dem Kind in Kontakt zu treten und die Aktivität in seinem Leben zu fördern

Im Rahmen des Modells der Neuen Autorität wird Gewalt mit Gewaltlosigkeit begegnet. Im Rahmen der *Contactivity* wird Vermeidung mit Kontakt bekämpft. So wie in der Neuen Autorität eine gewaltfreie Haltung sowohl Mittel als auch Zweck der Lösung des Gewaltproblems ist, so ist die Förderung von Kontakt sowohl Zweck als auch Mittel im Umgang mit Vermeidungsverhalten.

Die Lösung für ein solches Verhalten ist die Wiederherstellung der Verbindung – zu sich selbst, zu anderen und zur Gruppe. Kontakt ist die wichtigste Voraussetzung für die Unterbrechung von Vermeidungsmustern. Es ist jedoch nicht leicht, Kontakt mit einem vermeidenden Kind herzustellen. Es ist sogar äußerst schwierig, sowohl für das Kind als auch für seine Eltern. Erstere müssen eine Vielzahl intensiver Emotionen empfinden, während letztere angesichts zahlreicher, unvermeidlicher Rückschläge durchhalten müssen. Der Neue Autorität-Ansatz hat uns gelehrt, dass Bindung und Befähigung Hand in Hand gehen: Je präsenter die Eltern im Leben des Kindes sind, desto stärker fühlen sie sich. Dies gilt auch für Eltern von vermeidenden Kindern, aber die Qualität der elterlichen Präsenz, die kultiviert werden muss, ist anders. Bei vermeidenden Kindern behaupten die Eltern ihre Präsenz nicht durch Mut, Selbstbeherrschung und Beharrlichkeit, sondern durch Optimismus, Geduld und ein attraktives Image (siehe Tabelle 2).

Tabelle 2: Vergleich zwischen Neuer Autorität und Contactivity

	Neue Autorität	Contactivity
Wichtigstes zwischenmenschliches Problem	Eskalation	von sich selbst und anderen distanziert und abgeschnitten
Qualität des kindlichen Verhaltens	unkontrolliert, widerspenstig, explosiv	übermäßig kontrolliert, übermäßig zurückhaltend
Veränderung ist ein Ergebnis von	unilaterale Maßnahmen	Kontaktaufnahme
Verhaltensänderung	schnell	langsam
Qualitäten der elterlichen Präsenz	Mut, Selbstbeherrschung, Ausdauer	Anziehungskraft, Geduld, Optimismus

Grundsatz 5: Verbindung geht vor Funktionieren

Je stärker die Vermeidungshaltung des Jugendlichen ist, desto wichtiger ist es, den Kontakt zu ihm zu fördern und aufrechtzuerhalten. Dies sollte das Hauptaugenmerk der Eltern sein, während konkrete Ziele wie der Besuch der Schule, das Treffen mit Freunden oder der

Gang zur Arbeit als zweitrangig betrachtet werden sollten. Für die vermeidende Person geben solche Bindungserfahrungen Hoffnung und stärken ihren Mut und ihre Motivation. Das Selbstwertgefühl und die Fähigkeit zur Emotionsregulierung verbessern sich. Die Entscheidung, ins Leben zurückzukehren, ist ein natürliches Ergebnis dieser Dynamik. So helfen wir der betroffenen Person und ihrer Familie, voranzukommen – indem wir zunächst ein stärkeres Fundament schaffen, das den Schocks der Scham, die bisher zu Rückzug und Regression geführt haben, besser standhalten kann.

Grundsatz 6: Technologie schafft sowohl Probleme als auch Lösungen

Eltern von vermeidenden Kindern betrachten die Technologie (Computerspiele, Smartphones und soziale Medien) als gefährlichen Feind; für Vermeider hingegen ist der Cyberspace ein Spielplatz, auf dem sie Freunde treffen. Die Zeit, die sie am Computer oder Smartphone verbringen, ist für sie eine wichtige Quelle des Komforts und in vielen Fällen die einzige Aktivität, die ihnen ein Gefühl von Wert vermittelt. Eine so große Kluft in der Wahrnehmung ist nicht leicht zu überbrücken.

Wenn Eltern erkennen, wie stark die Technologie auf ihr Kind wirkt, können sie auf zwei Arten reagieren. Entweder erklären sie dem Computer den Krieg oder sie geben ihre Position von vornherein auf, in der Hoffnung, dass ihr Sohn oder ihre Tochter das Gleichgewicht schon selbst finden wird.

Beide Ansätze sind vertretbar, aber beide sind fehlerhaft. Der restriktive Ansatz ist insofern richtig, als viele Vermeider ohne die Anwesenheit der Eltern nicht genug Willenskraft aufbringen werden, um dem Bildschirm zu widerstehen, und zu einem ungesunden Lebensstil tendieren werden. Der permissive Ansatz ist ebenfalls gut begründet: Die meisten jungen Menschen werden nach und nach einen Weg finden, ein Gleichgewicht zwischen Videospielen und anderen Aktivitäten zu finden; dies wird wahrscheinlich geschehen, wenn ihre Freunde weniger Zeit am Computer verbringen, wenn sie alternative Zeitvertreibe finden, die ebenso oder sogar noch attraktiver sind, und vor allem eine natürliche Folge des Reifungsprozesses. Jede der oben genannten Begründungen hat jedoch auch einen Nachteil. Der restriktive Ansatz verkennt die Vorteile der Technologie, während der permissive Ansatz die große Bedeutung der elterlichen Präsenz sowie die Schlüsselrolle ignoriert, die Eltern bei der Integration von Online-Aktivitäten in den Alltag ihres Kindes spielen können.

Daher schlage ich einen Mittelweg vor, der sich darauf konzentriert, die Technologie als integralen Bestandteil des Lebens eines Kindes zu behandeln. Diese Vorgehensweise erfordert, dass Erwachsene ihren Drang nach übermäßiger oder unzureichender Kontrolle *überwinden* und gleichzeitig eine führende Rolle dabei übernehmen, Kindern und Jugendlichen beizubringen, wie sie die Technologie als wertvolles Instrument nutzen können, um sich selbst kennenzulernen und Herausforderungen zu bewältigen.

Die Anwendung dieses dritten Ansatzes bedeutet nicht, dass Vermeider dazu neigen, sich auf den Cyberspace zu verlassen, um dem Leben zu entfliehen, und auch nicht, dass sie die Augen vor ihren Problemen verschließen. Sie versuchen, unangenehme Gefühle zu verdrängen und sich der Verantwortung zu entziehen. Es versteht sich von selbst, dass diese jungen Menschen Gefahr laufen, immer launischer und einsamer zu werden und wichtige Lebenserfahrungen zu verpassen – kurz gesagt, dass ihre Beschäftigung mit Bildschirmen und Videospielen ihre Vermeidung und Abgeschiedenheit noch verstärken kann. Gleichzeitig setzt dieser Standpunkt jedoch voraus, dass die Technologie konstruktiv genutzt werden kann und zu positiven Ergebnissen führt. Um diese Aufgabe zu bewältigen, müssen die Eltern zunächst ihre eigene Wahrnehmung von Technologie ändern und überlegen, wie sie sie auf eine Weise integrieren können, die die Verbindung zu ihrem Kind fördert. Zu diesem Zweck müssen die Eltern Gespräche mit dem Kind führen, die sein Bewusstsein dafür schärfen, was tatsächlich geschieht, während es online ist. Sie müssen ihm dabei helfen, sich der Fähigkeiten bewusst zu werden, die es bei Videospielen und anderen Bildschirmaktivitäten ausübt, und so letztlich in ihm ein Gefühl des Stolzes statt der Scham wecken.

Grundsatz 7: »Verbindende« Gespräche führen zu Kontakt; »problemlösende« Gespräche führen zu Kontaktabbruch

Wir sind alle darauf getrimmt zu glauben, dass Probleme durch Gespräche, die sich auf die Problemlösung konzentrieren, gelöst werden können. Im Umgang mit Vermeidern sind solche Gespräche jedoch notorisch ineffektiv und verschlimmern die Situation nur.

Dies geschieht zum Teil deshalb, weil die vermeidende Person nicht in der Lage ist, das Gefühl der Scham zu regulieren, und sich daher scheut, Erwartungen oder Ziele, die Gegenstand eines problemlösenden Gesprächs sind, anzuerkennen. Der Grund für diese Angst oder auch Abneigung ist die Anhäufung vieler Erfahrungen des Scheiterns, so dass jede Erwartung mit Enttäuschung verbunden ist. Das Kind sieht daher jedes Problemlösungsgespräch als eine Falle, als eine Vorbereitung auf einen weiteren Misserfolg. *Verbindende Gespräche* hingegen sind von Natur aus motivierend, da sie den Vermeider dazu bringen, die Herausforderungen des Lebens meistern zu *wollen*, weil sie ihm helfen, die Scham zu regulieren. Wo Belehrungen, Konfrontationen oder auferlegte Grenzen versagen, erzeugen verbindende Gespräche einen freundlichen und doch kraftvollen Prozess der Regulierung der Emotion der Scham. Der Paartherapeut Dan Wile bezeichnet diese Aktivität als »Lösen des Moments«.[14] Wenn Eltern sich darauf konzentrieren, den Moment zu lösen, erhält ihr Kind eine Stimme, indem es seine Erfahrungen reichhaltiger und vollständiger beschreibt. Im Umgang mit Vermeidern fördern solche schamregulierenden Gespräche eine Verbindung, die sie dazu bringt, ihre eigenen und die Bedürfnisse und wahren Wünsche anderer zu erkennen – was sowohl eine Voraussetzung als auch eine Vorbereitung für den nächsten Schritt hin zu einem besseren Funktionieren ist.

Grundsatz 8: Unterstützen heißt nicht ermöglichen

Die Frage, wie man ein vermeidendes Kind unterstützt, ist der Schlüssel zum Erfolg. Manche Eltern betrachten vermeidende Verhaltensweisen als den Beginn eines Abrutschens, als Tor zu einer psychischen Störung. Wenn ihr Kind also vermeidend wird, glauben sie, dass es auf dem sicheren Weg ist, ein vollwertiger Einsiedler oder Hikikomori zu werden.[15] Und so nehmen sie eine Null-Toleranz-Haltung ein, die nicht nur ineffektiv ist, sondern oft die Möglichkeit zu sinnvollen Gesprächen zerstört, ihre eigene Glaubwürdigkeit verringert und damit auch ihre Chance, das Kind zu einer Veränderung zu motivieren. In anderen Fällen führen die Bemühungen der Eltern, ihr vermeidendes Kind zu unterstützen, zu Verhaltensweisen, die einen ungesunden Lebensstil ermöglichen. Eine solche Überanpassung kann dazu führen, dass notwendige Grenzen in der Beziehung aus den Augen verloren werden. Dies wiederum begünstigt die Vermeidungstendenzen des Kindes und andere unproduktive, unreife oder rücksichtslose Verhaltensweisen und hält sie aufrecht.[16]

Die Angst der Eltern, sich auf eine solche Ermöglichungsdynamik einzulassen, hindert sie oft daran, ihr Kind wirksam in einer Weise zu unterstützen, die das Vermeidungsverhalten abschwächt. Eltern sollten wissen, dass es völlig in Ordnung ist, mit ihrem Kind mitzufühlen und es zu unterstützen, wenn sie von ihm erwarten, dass es sich den Kämpfen des Lebens stellt und mit Schwierigkeiten umgeht. Darüber hinaus machen solche Erwartungen ihre Ratschläge überzeugender und nützlicher, da das Kind spürt, dass sie die Komplexität seiner Existenz verstehen.

Grundsatz 9: Wir widerstehen der Verzweiflung und dem Verlust der Hoffnung

Der Weg aus einem Leben der Vermeidung, Isolation und Loslösung ist ein langwieriger und mühsamer Prozess, mit Höhen und Tiefen, Momenten der Hoffnung, aber auch der Hoffnungs- und Hilflosigkeit. Es ist ein Weg, der viel Geduld erfordert, ein seltenes Gut in unserer Zeit der schnellen Lösungen.

Bei der Arbeit mit Eltern von vermeidenden Kindern ist es unser Ziel, ihnen zu helfen, nicht zu verzweifeln. Viele Eltern von vermeidenden Kindern geben auf, weil sie glauben, dass sie nicht in der Lage sind, ihr Kind zu beeinflussen. Sie sind sich nicht bewusst, dass sich in Situationen, in denen sie vermeiden und sich abkapseln, Veränderungen schrittweise vollziehen und nicht überstürzt werden können. Es ist daher notwendig, die Eltern auf diesen mühsamen

Weg vorzubereiten. Daher erarbeiten wir gemeinsam realistische Erwartungen und ermutigen sie, die Kraft aufzubringen, Zeiten der Stagnation durchzustehen, aber auch Anzeichen für Veränderungen zu erkennen – wie gering sie auch sein mögen.

Entscheidend ist, dass selbst sehr erfolgreiche Veränderungsprozesse mit Rückschlägen behaftet sind. Die Muster der Selbstisolierung, der Zurückgezogenheit und der Vermeidung verschwinden nicht einfach, sondern bleiben bestehen, so dass selbst eine kleine Erfahrung des Scheiterns zu einem Rückfall führen und eine Gedankenkette auslösen kann, die den jungen Menschen wieder ins Versteck lockt.

Das Wiederauftreten dieser Verhaltensmuster vorwegzunehmen und sich darauf einzustellen, ist von größter Bedeutung, da solche Vorkehrungen unnötige Panik verhindern (»Oh nein, er wird sein Zimmer nicht mehr verlassen!«). Die Eltern sind auch ein gutes Vorbild für ihr vermeidendes Kind, das in der Regel auf Misserfolge überreagiert und sich leicht demoralisieren lässt (»Ich habe doch gesagt, dass ich ein Versager bin, was für eine Verschwendung von Mühe!«).

Es ist die erfolgreiche Bewältigung von Rückschlägen und Misserfolgen durch die Eltern, die dem Kind die wichtigste Lektion erteilt: Ein Leben ohne Fehler ist weder möglich noch wünschenswert. In ihrem Bestreben, aus der selbst auferlegten Isolation auszubrechen, müssen Vermeider lernen, sich selbst als unvollkommene Menschen zu akzeptieren, die Minderwertigkeitserlebnisse und mangelnde Zugehörigkeit erfahren können und dies auch tun. Sie müssen lernen, dass Leid unvermeidlich ist und dass es sie nicht zu Versagern macht, sondern nur zu Menschen. Eltern, die sich durchsetzen und der Verzweiflung widerstehen, helfen ihrem vermeidenden Kind, diese Erkenntnisse zu verinnerlichen.

Grundsatz 10: Wandel erfolgt nach dem »Prinzip der Akkumulation«

Es lässt sich nicht vorhersagen, wann der Wandel eintritt. Unsere Arbeit mit Familien hat uns gelehrt, dass mit der Anhäufung von Kontakt- und Bindungserfahrungen irgendwann eine Schwelle erreicht ist und eine Veränderung eintritt. Eltern werden sich fragen:

»Wie viele dieser Erfahrungen brauchen wir?« Auf diese Frage gibt es keine endgültige Antwort. Man kann jedoch mit Sicherheit sagen, dass bei einer ausreichenden Anzahl von Bindungserfahrungen eine Veränderung zu beobachten ist – grüßen, pünktlich aufwachen, keinen Aufstand machen, wenn es Zeit ist, den Computer auszuschalten, zur Schule gehen, wenn auch nur für kurze Zeit, zum Familienessen erscheinen. Das Akkumulationsprinzip setzt die Beteiligung sowohl der Eltern als auch des Kindes voraus. Damit der Kontakt zustande kommt, müssen beide Seiten an Bord sein. Daraus folgt, dass die Eltern, auch wenn sie die besten Absichten haben, den Prozess nicht einseitig »überstürzen« können. Obwohl die Eltern und ihr vermeidendes Kind zwei verschiedene Rollen spielen, ist der Prozess ein gemeinschaftlicher.

KAPITEL 2

Beginn des Prozesses: Vermeidungsverhalten verstehen

Übersicht

Eltern von Vermeidungskindern kommen in der Regel mit einem Gefühl völliger Hilflosigkeit zur Therapie. Sie finden es unmöglich, ein sinnvolles Gespräch mit ihrem Kind zu führen, geschweige denn es zu motivieren. Wir beginnen damit, sie aus diesem Zustand herauszuholen, indem wir ihnen helfen, das Wesen des Vermeidens zu verstehen. Dies ist wichtig, da die meisten Eltern Vermeidungsverhalten fälschlicherweise als Verhaltensproblem, Widerstand oder Faulheit ansehen und daher auf unwirksame Strategien zurückgreifen, um eine Veränderung herbeizuführen. Wir möchten, dass die Eltern am Ende der ersten Sitzungen eine neue Sichtweise auf die Probleme ihres Kindes gewonnen haben, dass sie darüber nachdenken, wie sie Videospiele und Technologie im Allgemeinen konstruktiv nutzen können, und dass sie einen realistischen Zeitrahmen für Veränderungen entwickeln.

Ziele

- Den Eltern helfen zu verstehen, wie unsere heutige technologische Gesellschaft das Vermeiden fördert.
- Die Rolle der Scham bei Vermeidungsverhalten erklären.
- Mit den Eltern diskutieren, wie ihr Kind mit den kulturellen Erwartungen, »groß rauszukommen«, zurechtkommt.
- Damit beginnen, die elterliche Sichtweise auf Computerspiele und Bildschirmzeit zu ändern.
- Zwischen drei Ebenen des Vermeidens unterscheiden (nicht in Kontakt mit sich selbst/anderen/der Gruppe sein) und klarstellen, dass Vermeiden kein Verhaltensproblem ist.
- Sich als Ziel der Therapie die Kontaktaufnahme setzen.
- Einen realistischen Zeitrahmen für den Wandel festlegen.

Vermeidungsverhalten ist ein Produkt unserer Zeit

Überwältigt von der Komplexität unserer sich ständig verändernden und verwirrenden Realität, ziehen es viele junge Menschen vor, sich in einem Raum zu isolieren, in dem sie Dinge besser kontrollieren können und keine Angst vor Ablehnung, Versagen oder Demütigung haben. Sie sperren sich zu Hause ein und vermeiden so Erfahrungen, Menschen oder Rückmeldungen, die ihr fragiles Selbstwertgefühl untergraben könnten. Kurzfristig ist diese Strategie wirksam, da die betroffene Person vor Informationen und Input geschützt wird, die ihr Selbstbild beeinträchtigen könnten. Langfristig ist sie jedoch destruktiv, da sich die Person in einer Position des Egoismus und der Distanziertheit von ihrer Umgebung abgrenzt.

Eine wachsende Gruppe von vermeidenden Jugendlichen »lebt in der Welt wie Touristen in einem fremden Land, die sich verlaufen haben und andere nicht nach dem Weg fragen wollen«.[17] Viele verbringen ihre ganze Zeit vor dem Bildschirm und fangen, je älter sie werden, auch an, Cannabis zu konsumieren. Sie können sich nicht mehr dazu durchringen, in die Schule zu gehen, und manchmal sogar das Haus zu verlassen. Sie geben alle Bestrebungen auf und nehmen eine völlige Distanz ein – was ihnen zwar emotionalen Kummer erspart, sie aber letztlich völlig gleichgültig und unmotiviert werden lässt. Auf den ersten Blick scheint es, dass für diese jungen Menschen Schule, Anstrengung – und ja, auch Leiden – nicht zum Leben gehören. Sie scheinen gleichgültig gegenüber ihrem Zustand der Lähmung und Untätigkeit zu sein. Doch wenn wir tiefer blicken, zeigt sich ein viel komplexeres Bild, voll von echtem Kampf, Enttäuschung und Scham – alles versteckt hinter Apathie und Vermeidungsverhalten.

Wie alle anderen Generationen, die technologische Revolutionen erlebt haben, versuchen auch die jungen Menschen von heute, sich an die neuen Technologien anzupassen, die eine wichtige Rolle in ihrem Leben spielen. Die Art und Weise, wie man sich mit sich selbst und anderen verbindet, wird von Technologie geprägt. Die Situation, mit der die heutige junge Generation konfrontiert ist, ist zutiefst zwiespältig. Einerseits werden sie durch Technologie dazu gebracht, passiv zu sein und sich bei der Befriedigung vieler ihrer Bedürfnisse auf sie zu verlassen. Andererseits erwartet die Gesellschaft von ihnen, dass sie sich so verhalten, wie es junge Menschen in der Vergangenheit getan haben: sich mit Freunden treffen, ausgehen, aktiv sein. Viele schaffen es, diese widersprüchlichen Anforderungen unter einen Hut zu bringen, aber oft ist das eine mühsame Aufgabe, die mit vielen Konflikten verbunden ist – mit sich selbst und mit den Menschen um sie herum. Vielen anderen fällt es sehr schwer, diese widersprüchlichen Erwartungen zu erfüllen, und sie entwickeln infolgedessen Vermeidungsverhaltensweisen, wie z. B. sozialen Rückzug, akademische und berufliche Probleme, übermäßige Computernutzung und Alkohol- oder Marihuanasucht.

Wann wird Vermeiden zum Problem?

Da der Aufenthalt zu Hause und das Spielen am Computer (oder das Eintauchen in andere technische Geräte) so alltäglich geworden ist, verpassen die Eltern möglicherweise das Stadium, in dem Vermeidung, Zurückgezogenheit und Distanziertheit zur bestimmenden Lebensweise ihres Kindes werden. Viele Eltern können nicht erkennen, wann die so verbrachte Zeit übermäßig wird und sagen: »Er spielt den ganzen Tag am Computer, aber das macht doch jeder, oder?« Sie haben Recht: Viele junge Menschen sind mit Bildschirmen beschäftigt. Es kommt immer häufiger vor, dass ein Jugendlicher sich nicht mehr mit Freunden trifft, dass er seinen Eltern verbietet, sein Zimmer zu betreten, dass er nicht mehr duscht, dass er sich nicht mehr mit der Familie zum Essen trifft, dass er sich von gesellschaftlichen, familiären und anderen Zusammenkünften abmeldet oder dass er immer mehr Tage in der Schule verpasst. Die Eltern sind ratlos, ob sie all dies ernst nehmen oder einfach als normale Phase des Erwachsenwerdens hinnehmen sollen. Während dies bei einigen der Fall ist, können solche Verhaltensweisen bei anderen zu einer deutlichen Verschlechterung der schulischen und sozialen Leistungen führen und sogar grundlegende Tätigkeiten wie Essen, Schlafen und Hygiene beeinträchtigen.

Die Herausforderung besteht also darin, den Punkt zu erkennen, an dem aus einer langsamen, aber normalen Entwicklung eine vollwertige Entwicklungsverzögerung wird. Vor einem ähnlichen Dilemma stehen Eltern von Jugendlichen, die extreme Stimmungsschwankungen und Verhaltensprobleme zeigen: Sie müssen entscheiden, ob solche Stimmungsschwankungen eine normale Erscheinung des Erwachsenwerdens sind oder ein Anzeichen für erhebliche Schwierigkeiten bei der Emotionsregulierung. In beiden Fällen sind die beiden Hauptkriterien das Ausmaß der problematischen Verhaltensweisen des Kindes und die Frage, ob sie sich mit der Zeit verbessern oder verschlechtern.

Leiden als Zeichen des Scheiterns

In den letzten Jahrzehnten hat sich unsere Gesellschaft das Ziel gesetzt, das Leiden zu minimieren und das Glück zu maximieren. Hindernisse, Rückschläge und Leiden, die früher als Quellen der Bedeutung angesehen wurden, sind degradiert und an den Rand gedrängt worden. Stattdessen ist das Glück zum legitimen Ziel jeder Anstrengung geworden, sei sie wirtschaftlicher, geistiger oder körperlicher Natur. Diese Haltung ist optimistisch und als solche lobenswert, aber sie kann zu einigen ernsthaften Komplikationen führen, von denen diese die wichtigsten sind:

- Ständige Suche nach vergnüglichen Aktivitäten, die als förderlich für das »Glück« angesehen werden.
- Verminderte Fähigkeit, Leiden zu bewältigen.

Vor dem medizinischen Fortschritt und der Entwicklung wirksamer Schmerzmittel war jedem klar, dass das Leben ein mühsamer und bisweilen schmerzhafter Weg ist. Heute müssen körperliche Schmerzen nicht mehr ertragen werden, und die Widerstandsfähigkeit der Menschen gegenüber körperlichen und psychischen Beschwerden hat abgenommen. Das hat zur Folge, dass die jungen Menschen, wenn sie in die Welt hinausgehen und auf Schwierigkeiten stoßen, unvorbereitet sind. Außerdem sehen sie sämtliche Hürden als Zeichen des persönlichen Scheiterns und tun alles, um sie zu vermeiden.

Es besteht ein direkter Zusammenhang zwischen dem Vermeidungsverhalten einer Person und der nachlassenden Fähigkeit, mit Schwierigkeiten im Allgemeinen umzugehen. Solche Verhaltensweisen beruhen auf der Überzeugung, dass man nicht in der Lage ist, sich den Herausforderungen des Lebens zu stellen, und dass man nicht über die geistigen, emotionalen oder körperlichen Fähigkeiten verfügt, sie wirksam zu bewältigen. Die vermeidende Person gibt sich Schwäche- und Minderwertigkeitsgefühlen hin, die eine direkte Folge der Scham sind, und verliert das Vertrauen in sich selbst, weil sie glaubt, dass sie, egal was sie tut, sowieso scheitern wird und es daher sinnlos ist, es zu versuchen.

Vermeider können anderen (oder sich selbst) natürlich nicht mitteilen, dass sie sich verletzlich und schlecht ausgerüstet fühlen, um mit Unbekanntem umzugehen, und dass sie sich in einer Vielzahl von Situationen unterlegen fühlen. Stattdessen antworten sie mit einem lakonischen »Ich hatte keine Lust«, »Mir war nicht danach« oder »Es ist langweilig.«

In einer Welt von »Gewinnern« und »Verlierern«

Die Welt, in der junge Menschen heute leben, ist komplex und verwirrend. Einerseits stellen viele Familien im Vergleich zu früher weniger Anforderungen an die Kinder. Andererseits werden sie unaufhörlich mit kulturellen Botschaften bombardiert, dass das »normale Leben« wertlos und verachtenswert sei und nur der große Erfolg von Bedeutung.[18]

ELTERN: »Er ist so hart zu sich selbst …«

THERAPEUTIN: »Das stimmt, er hat sehr hohe Erwartungen an sich.«

ELTERN: »Aber wir haben ihm immer gesagt, dass wir uns nicht um Noten kümmern!«

THERAPEUTIN: »Kinder können aus vielen Gründen hohe Erwartungen an sich selbst entwickeln. Sie übernehmen nicht unbedingt die Position ihrer Eltern in dieser Angelegenheit.«

Die Tatsache, dass heutzutage so viele Jugendliche nicht mit sich selbst in Kontakt sind und Vermeidungsverhalten zeigen, ist zum Teil eine Gegenreaktion auf eine Kultur, die »gewöhnliche« Menschen, die ein »gewöhnliches« Leben führen, belächelt und verachtet. Für viele junge Menschen ist außergewöhnlicher Erfolg das einzige Ziel, das es wert ist, verfolgt zu werden. Wenn sie das Gefühl haben, dass ein solches Ziel unerreichbar ist, geben sie auf, brechen ab und verstecken sich.

Wer sich ständig mit dem scheinbar perfekten Leben anderer vergleicht, wird unglücklich und unzufrieden. Die Kinder von heute werden mit zahllosen Botschaften überflutet, die ihnen glamouröse Geschichten von wirtschaftlichem und sozialem Erfolg erzählen und ihnen das Gefühl geben, minderwertig zu sein – seien es Gleichaltrige, die spannende Dinge tun, oder Prominente mit ihren Villen und Sportwagen. Ohne sich der Auswirkungen dieser Botschaften auf ihr Selbstwertgefühl bewusst zu sein, ziehen junge Menschen immer wieder Vergleiche und haben schließlich das Gefühl, dass ihr Leben mickrig und erbärmlich ist, eine Zeitverschwendung.

Weder der junge Mensch noch seine Eltern sind sich möglicherweise darüber im Klaren, dass die modernen kulturellen Normen zu kometenhaftem Erfolg aufrufen, harte Arbeit ins Lächerliche ziehen und die Welt generell in »Gewinner« und »Verlierer« einteilen. Dennoch verinnerlichen die betroffenen jungen Menschen unbewusst diese Werte und formen so Selbsterwartungen, die oft nicht mit ihren Fähigkeiten (oder denen anderer Menschen!) übereinstimmen und immer wieder zu Erlebnissen von Misserfolg führen. Und je höher und starrer die Erwartungen sind, desto anfälliger werden sie für Scham.

Anstatt eine kritische Haltung gegenüber einer solchen Flut unrealistischer Berichte zu entwickeln, flüchten sich vermeidende Menschen in Selbstvorwürfe und sehen sich selbst als unvollkommene Wesen, die nicht gleichberechtigt an ihrem sozialen Umfeld teilnehmen können. Wenn sie sich dann zu einer »totalen Vermeidung« entschließen, z. B. nicht mehr zur Schule zu gehen oder sich von allen gesellschaftlichen Ereignissen fernzuhalten, fühlen sie sich erleichtert: Nach einer langen Zeit der Stressbewältigung und der Angst kehren plötzlich Ruhe, innere Gelassenheit und Sicherheit ein. Die Erkenntnis, dass eine solche totale Vermeidung eine Option ist, die machbar ist und nicht zu katastrophalen Ergebnissen führt, ist an sich schon destruktiv. Von diesem Moment an ist die Versuchung, zu Hause zu bleiben, ähnlich groß wie bei einem Alkoholiker, dem ein Getränk angeboten wird. Zu Hause zu bleiben wird zu einer unwiderstehlichen Wahl.

Die Suche nach einem Leben ohne Erwartungen und Enttäuschungen

Gewöhnlich zu sein, durchschnittlich zu sein, einer unter vielen zu sein, wird in unserer Gesellschaft als nicht gut genug und sogar als beschämend empfunden. Entgegen einer weit verbreiteten Meinung sind es nicht unbedingt die hohen Erwartungen der Eltern, die diese Vorstellung aufrechterhalten, sondern es ist das Produkt einer Kultur, die dem »großen Erfolg« den höchsten Stellenwert einräumt – und nichts anderes ist ausreichend.

Die Auswirkungen dieser Erwartungen sind schon in jungen Jahren spürbar. Wenn das durch die kulturellen Erwartungen hervorgerufene Schamgefühl nur mäßig ausgeprägt ist, hören wir Aussagen wie »Ich bin nicht gut genug«. Wenn das Schamgefühl jedoch zunimmt, spiegeln die Äußerungen intensiven Schmerz und Selbstkritik wider: »Ich bin ein Niemand«, »Ich bin Scheiße«, »Ich bin wertlos« und schließlich »Ich will sterben!«. Es ist auch wegen dieses Drucks, dass es junge Frauen und Männer in ihren Zwanzigern entmutigend finden, eine berufliche Laufbahn einzuschlagen. Aber auch im Gespräch mit jüngeren Kindern und Jugendlichen sind diese Motive nur allzu häufig anzutreffen, auch wenn sie ihre Gedanken noch nicht so deutlich artikulieren können wie ältere Vermeider. Viele Jugendliche nehmen die Bilder vom Erfolg, die sie sehen, für bare Münze. Wenn sie dann mit dem wirklichen Leben konfrontiert werden, erleben sie seelische Qualen und können der Verzweiflung anheimfallen. Desillusionierung ist keine triviale Angelegenheit und erfordert eher Unterstützung als Moralpredigten der Art »Wir haben es euch ja gesagt«.

Das Gefühl der Scham entsteht, wenn man sich in einer Weise verhält, die nicht den eigenen Erwartungen oder denen des sozialen Umfelds entspricht.[19] Wenn wir Scham empfinden, fühlen wir uns minderwertig, wertlos, nicht gut genug. Wir haben das Gefühl, dass wir eine Enttäuschung sind, für andere und für uns selbst. Vermeidende Menschen, die ein hohes Maß an Scham empfinden, haben die Erfahrung gemacht, dass sie ihre eigenen Erwartungen und die der anderen nicht erfüllen. Infolgedessen neigen sie dazu, jede Situation zu vermeiden, in der sie das Objekt der Hoffnungen anderer sind. Vermeidung ist also die Lösung dieser Jugendlichen für das

Dilemma von Erwartungen und Enttäuschungen: Wenn man nicht am »Spiel« teilnimmt, kann man weder verlieren noch eine Niederlage erleiden. Vermeider nehmen im Spiel des Lebens die Rolle des Zuschauers ein; sie bleiben auf den hinteren Plätzen, von denen aus sie kaum sehen können, was auf dem Spielfeld geschieht.

Scham ist größtenteils das Ergebnis der Diskrepanz zwischen den Selbsterwartungen eines jungen Menschen und seinen tatsächlichen Leistungen. Je größer die Diskrepanz, desto stärker ist die Scham. Um diese Diskrepanz zu verringern, schraubt die vermeidende Person von Zeit zu Zeit ihre Erwartungen an sich selbst herunter, anstatt sich anzustrengen, um sie zu erfüllen. Eine solche wiederholte Kapitulation führt zu einem ständigen Scheitern, ist aus der Sicht der betroffenen Person aber auch sinnvoll: Sie hat endlich ihren Seelenfrieden erreicht. Eine solche Lösung ist besonders verlockend, da die andere Alternative darin bestünde, an den eigenen Erwartungen festzuhalten und sich mehr anzustrengen – was einerseits keinen Erfolg garantiert und andererseits ein erhebliches Risiko birgt, sich am Ende bloß noch minderwertiger und niedergeschlagener zu fühlen und noch stärker von Schamgefühlen überwältigt zu werden.

Je geringer das Selbstwertgefühl und die Selbsterwartungen einer Person sind, desto weniger Schaden wird sie erwarten, wenn sie sich für einen vermeidenden Lebensstil entscheidet. Wenn es keinen Ehrgeiz gibt, gesellschaftlich oder in der Schule erfolgreich zu sein oder einen Arbeitsplatz zu finden und zu behalten, wenn es kein Interesse daran gibt, sich selbst herauszufordern, wenn kein Fortschritt erwünscht oder erwartet wird – dann kann Vermeidung keinen Schaden anrichten (denkt zumindest die vermeidende Person). In der Praxis verschlimmern jedoch Vermeidung und Selbstisolation den Prozess der Degradierung in einem Teufelskreis: Der Vermeider wird noch gleichgültiger gegenüber den Ergebnissen seines Verhaltens, was seine Motivation weiter beeinträchtigt und ihn dazu bringt, seine Erwartungen an sich selbst immer niedriger anzusetzen.

Die Beziehung zwischen Vermeidung und Senkung der Selbsterwartungen ist also wechselseitig und verstärkt sich gegenseitig. In dem Maße, in dem die Vermeidung zu einer Zuflucht vor Schmerz und wahrgenommener Bedrohung wird, werden der Schmerz (durch Scham erzeugt) und die Bedrohung (durch Angst erzeugt) immer größer. Mit der Zeit wird aus dem Wunsch, zu vermeiden, die Notwendigkeit, dies zu tun. Und irgendwann werden sinnvolle und produktive Wege zur Linderung des Leidens – Familie, Freunde, Arbeit und Erfolge – durch Vermeidung und schwindenden Kontakt verdrängt.

Die Erzählung der Eltern über Computerspiele und andere bildschirmbezogene Aktivitäten ändern

Angesichts einer traurigen, langweiligen oder schmerzhaften Realität sind Spiele in der Regel eine Quelle des Trostes gewesen. Im Gegensatz zur täglichen Routine erfahren junge Menschen im Spiel Wert, Sinn und Interesse; das war schon immer so und ist auch heute noch so.

Beim Spielen geht es in vielerlei Hinsicht darum, zu lernen, wie man die Scham reguliert. Es gibt Gewinner und Verlierer, Spitzenreiter und Außenseiter, Ranglisten, Medaillen und andere Symbole für Status und Erfolg. In Spielen stoßen wir auf Hindernisse, die wir überwinden müssen. Beim Spielen merkt ein Kind, dass die Anfangsphase die schwierigste ist und dass es, wenn es durchhält, leichter wird. Durch Spiele lernen Kinder, Teil eines Teams zu sein, zusammenzuarbeiten und sich mit anderen zu verbinden. Und durch Herausforderung und Wettbewerb – sei es auf dem Fußballplatz, am Schachbrett, bei der Beherrschung des Geigenspiels oder beim Spielen von »Dungeons and Dragons« – lernen sie auch, mit sich selbst in Kontakt zu kommen und zu erfahren, wer sie sind.[20]

In den letzten zwei Jahrzehnten haben die Kinder jedoch die traditionellen Spiele (wie Brettspiele oder Ballspiele) zugunsten von Computerspielen aufgegeben. Diese mögen den früher beliebten Spielen ähneln, aber in Wirklichkeit sind sie anders, und ihr Einfluss verändert den Spieler auf grundlegende Weise. Computerspiele unterscheiden sich von traditionellen Spielen durch ihr eingebautes Feedbacksystem. In einem Computerspiel erhält eine Person eine ständige objektive Bewertung ihrer Leistung. Das heißt, dass sie zu jedem Zeitpunkt eine echte Rückmeldung über die Qualität ihrer Leistung erhält, die es ihr ermöglicht, ihre wahren Fähigkeiten einzuschätzen. Ein erfolgreicher Spielzug führt zu einem positiven Ergebnis, während eine fehlerhafte Reaktion zu einem negativen Ergebnis führt. Außerdem sind Computerspiele so aufgebaut, dass die Situationen, denen sich die Spieler stellen müssen, nie zu anspruchsvoll sind, da dies nur Angst und Vermeidung hervorrufen würde. Gleichzeitig dürfen sie aber auch nicht unterfordern, weil dies zu Langeweile und dem Wunsch führen würde, das Spiel zu verlassen.

Die Entwickler von Computerspielen verfügen über ein enormes Wissen über Kinderpsychologie.[21] Sie wissen genau, wie sie Kinder fesseln und engagieren können, um sie zu motivieren, sich anzustrengen, wann sie belohnt werden müssen und was zu Frustration führt, wenn auch nicht in einem Maße, dass sie aufgeben würden. Spieleentwickler wissen, wie man Plattformen schafft, über die junge Menschen kommunizieren können, wie man die entstehenden Beziehungen fördert und wie man Möglichkeiten der Zusammenarbeit verbessert.

Für Vermeider sind Computerspiele doppelt attraktiv, da sie wertvolle Erfahrungen bieten, die das »echte Leben« nicht bieten kann. In der Tat können Vermeider durch Computerspiele zwei grundlegende Erfahrungen machen, die dem schmerzhaften Gefühl der Scham diametral entgegengesetzt sind:

- Erfolg – das Gefühl von Kompetenz, Leistung und Geschicklichkeit.
- Zugehörigkeit – Kommunikation mit und Beziehung zu anderen und das damit verbundene Gefühl von Gemeinschaft und gegenseitiger Unterstützung.

Die meisten Eltern verstehen nicht, welche Rolle Videospiele – oder auch Smartphones und andere soziale Plattformen – im Leben ihres Kindes spielen. Für sie sind »Bildschirme« sein Feind. Die Eltern sind sich der Tatsache nicht bewusst, dass ihr Kind durch diese Spiele Freunde kennenlernt und ein Gefühl für Sinn und Werte entwickelt.[22]

Die meisten Eltern sind voreingenommen und kommen mit einem Narrativ über das Spielen in die Therapie, das aus Folgendem besteht:

- Computerspiele sind die Ursache für die Probleme meines Kindes; gäbe es diese nicht, gäbe es auch keine Probleme.
- Computerspiele sind Zeitverschwendung. Man kann nichts aus ihnen lernen.
- In Computerspielen entwickelte Beziehungen sind nicht real und haben keinen Wert.

Wir versuchen, diese Sichtweise schon in den ersten Therapiesitzungen zu ändern. Der Grund dafür ist, dass eine solche Sichtweise zu einer kritischen Haltung gegenüber dem Kind führt und damit zwangsläufig die Scham erhöht und einen noch tieferen Keil zwischen das Kind und die Eltern treibt. Wir widersprechen diesem Narrativ, indem wir die folgenden Punkte betonen:

- Kinder hatten schon vor dem Aufkommen von Computerspielen Probleme. Die idealistische Ansicht, dass das Leben von Kindern in der Vergangenheit frei von Problemen war, ist falsch. Hätte ihr Kind in der Vor-Computer-Ära gelebt, wäre die Wahrscheinlichkeit groß, dass es Probleme entwickelt hätte, die damals häufiger auftraten, wie Aggression, selbstverletzendes Verhalten oder Depressionen.
- Computerspiele bieten wertvolle Lebenserfahrungen. Die von Eltern vorgenommene Trennung zwischen »real« und »virtuell« ist nicht hilfreich und führt dazu, dass sich junge Menschen noch mehr von sich selbst und anderen entfernen. Spiele bieten viele Möglichkeiten zum Lernen und zur Selbstverwirklichung. Wenn Eltern wissen, wie sie Bildschirmaktivitäten in das Leben ihres Kindes integrieren können (mehr dazu im nächsten Kapitel), gewinnen sie ihre Führungsrolle in der Familie zurück.
- Computerspiele bieten ein sichereres Umfeld als die reale Welt, um Beziehungen aufzubauen. Cyberspace-Beziehungen sind legitim und können einen positiven Einfluss auf das vermeidende Kind haben.

Eine ausgewogenere Einstellung zu Videospielen ermöglicht es den Eltern, deren positive Aspekte zu berücksichtigen und ihre eigenen destruktiven Erzählungen über das Spielen zu revidieren. In der Therapie besprechen wir, wie Videospiele zum Leben des Kindes beitragen. Wir fragen zum Beispiel: »Auf welche Weise sind Videospiele für Ihr Kind hilfreich?« – und schlagen dann verschiedene Möglichkeiten vor, darunter:

- Sie sind eine gute Lösung für die dem Leben innewohnende Ungerechtigkeit, weil sie diese durch vorhersehbare Ergebnisse und ein Gefühl der Kontrolle ausgleichen.
- Sie bieten Möglichkeiten zum Aufbau sozialer Beziehungen und eines Zugehörigkeitsgefühls.

- Für Menschen, die in der Vergangenheit gescheitert sind, können sie zur Verbesserung des Selbstwertgefühls beitragen.
- Sie beschäftigen und fesseln das Kind, wecken sein Interesse und vertreiben die Apathie.

All dies bedeutet nicht, dass exzessives Spielen kein Problem darstellt. Das ist es sehr wohl. Paradoxerweise kann man jedoch die Zeit, die mit Spielen verbracht wird, einschränken, indem man seine positiven Aspekte berücksichtigt. Indem sie dem Kind vermitteln, dass sie den Wert des Spielens zu schätzen wissen, können die Eltern eine Bindung aufbauen. Und diese Verbundenheit ist wiederum die Grundlage, um Vermeidung zu mindern.

Die drei Ebenen der Vermeidung

Die Eltern sind sich in der Regel darüber im Klaren, dass ihr Kind die Schule, soziale Aktivitäten und ihre Anwesenheit meidet, aber sie erkennen vielleicht nicht, dass es auch mit sich selbst nicht in Kontakt ist. Um der vermeidenden Person zu helfen, ist es notwendig, sich der drei Ebenen der Vermeidung bewusst zu sein:

- **Nicht in Kontakt mit sich selbst:** Das Kind hat die Fähigkeit verloren, zu wissen, was es denkt und fühlt. Die stärkste Antriebskraft für jede Handlung sind die Emotionen: Sie sind der Kompass, der uns in die richtige Richtung treibt, und sie geben den Anstoß und die Energie, um voranzukommen. Wenn der junge Mensch sich seiner Gefühle und Gedanken nicht bewusst ist (oder nicht daran interessiert ist, sich ihrer bewusst zu werden), verliert er seine Fähigkeit, nicht nur mit anderen, sondern vor allem mit sich selbst zu kommunizieren. Dies führt zu einem Zustand, der als »Stimmverlust« bezeichnet wird: Das Kind kann seine Erfahrungen nicht ausdrücken und seine Gefühle nicht anerkennen.
- **Kein Kontakt zu anderen:** Das Kind ist unfähig und unmotiviert, mit einer anderen Person zu kommunizieren, ihre Unterstützung zu gewinnen oder mit ihr zu kooperieren bzw. zusammenzuarbeiten. Diese Trennung rührt zum großen Teil von seiner Angst vor Ablehnung, Spott oder der Entlarvung seiner Verletzlichkeit her. Eine solche Dynamik führt zu einem »Beziehungsverlust«,

weil die andere Person den Grund für diese Distanzierung nicht versteht und entweder hart oder mit Ablehnung reagiert.

- **Kein Kontakt zur Gruppe:** Das Kind fühlt sich in einer Gruppe nicht sicher. Dies führt zu einem »Verlust der Zugehörigkeit«. Wenn es unter anderen Menschen ist, ist das Kind übermäßig kritisch gegenüber sich selbst und anderen – ein äußerst unangenehmes Gefühl, das es dazu bringt, sich von solchen Situationen zu distanzieren.

In der Beratung zeigt sich dieser dreifache Effekt auf dreierlei Weise: Der Jugendliche ist nicht in der Lage, seine Erfahrungen angemessen auszudrücken (Verlust der Stimme); ihm fehlt der Bezug zu den anwesenden Familienmitgliedern oder zur Therapeutin (Verlust der Beziehung); und er beschließt, die Therapie aufzugeben (Verlust der Zugehörigkeit). Im schulischen Umfeld machen sich die Auswirkungen in mehrfacher Hinsicht bemerkbar. Der Jugendliche hat sich zum Beispiel im Sportunterricht ungeschickt angestellt und schämt sich dafür.

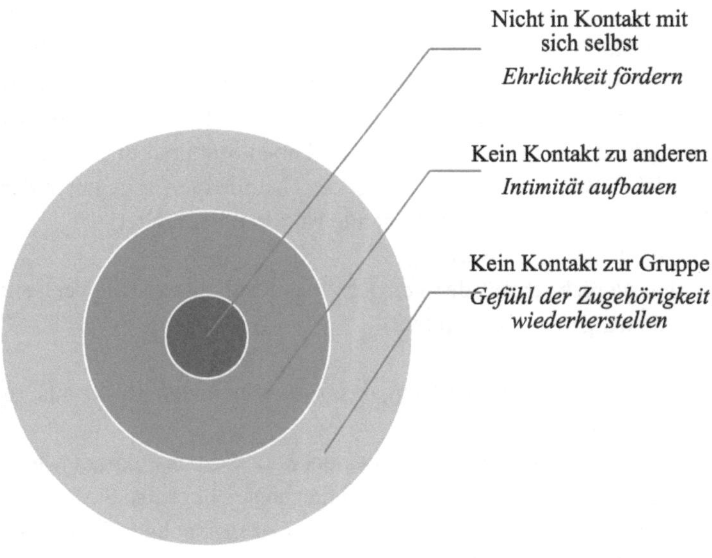

Abbildung 2: Die drei Ebenen der Trennung und die drei Möglichkeiten der Verbindung

Da er seine Stimme verloren hat, kann er seine Gefühle nicht artikulieren. Infolgedessen kommt es zu einem Verlust von Beziehungen und Zugehörigkeit, da das Kind nach einer solchen Blamage beschließt, nicht mehr zur Schule zu gehen.

Die therapeutische Aufgabe besteht darin, sich von diesen drei Verlusten zu erholen. Zu diesem Zweck hilft die Therapeutin dem jungen Menschen, seine Stimme zu finden, indem er *Ehrlichkeit* kultiviert, bei der Wiederherstellung von Beziehungen hilft, *Intimität* fördert und das Gefühl der *Zugehörigkeit* wiederherstellt, indem er erneut den Kontakt zur Gruppe sucht (siehe Abbildung 2).

Ruhig und unauffällig beginnen – sanften Wandel fördern

»Was können wir morgen tun, um etwas zu ändern?« ist die wichtigste Frage, die wir sowohl von Eltern als auch vom Schulpersonal hören. Diese Frage zeugt von den guten Absichten der Eltern und ihrer Sorge um das Wohlergehen ihres Kindes, weist aber auch auf ein Problem hin: Sie bemühen sich zu sehr, während das Kind sich nicht genug anstrengt (wir werden die »Verfolger-Distanzierer-Dynamik« in Kapitel 3 weiter diskutieren). Dies bedeutet keineswegs, dass der Ausweg aus dieser Sackgasse darin besteht, das Kind aufzugeben (»Sie schlagen also vor, dass wir nichts tun?!«), sondern vielmehr darin, bescheidene Ziele zu haben und unaufdringlich zu handeln. Warum ist das so? Einige der Gründe hierfür liegen in der Natur des Vermeidens, die folgende Faktoren beinhaltet:

- Die Angst vor Erwartungen.
- Die Vergeblichkeit des Versuchs, das Kind aus seinem Versteck zu zwingen (siehe Kapitel 1).

ELTERN: »Sollen wir ankündigen, dass wir einen neuen Ansatz ausprobieren?«

THERAPEUT: »Eigentlich ist es am besten, wenn Sie das Programm leise beginnen, ohne dramatische Ankündigungen. Beginnen Sie bescheiden, mit kleinen, sanften Gesten. Bei vermeidenden Kindern verstärkt das Vermitteln von Erwartungen, dass sie sich ändern müssen, die Scham und damit das Vermeidungsverhalten.«

Der Grundsatz lautet also »weniger ist mehr«. Gleichzeitig wollen wir aber auch eine elterliche Präsenz entwickeln, die Geduld und Hoffnung zeigt. Bei dieser Aufgabe benötigen die Eltern die meiste Unterstützung von anderen; sie müssen sich immer wieder vergewissern, dass eine solche Präsenz in Verbindung mit zahlreichen verbindenden Maßnahmen ihrerseits dazu führt, dass das Kind den Mut aufbringt, sich umzudrehen und die Herausforderungen des Lebens zu meistern.

KAPITEL 3

Mit sich selbst in Kontakt treten: Ehrlichkeit kultivieren

Übersicht

Die vermeidende Person ist vor allem mit sich selbst nicht in Kontakt. In diesem Kapitel wird beschrieben, wie Eltern dazu beitragen können, die Selbstwahrnehmung und Selbstintegration ihres Kindes zu fördern. Vermeiden ist viel mehr als nur körperlicher Rückzug. Sie ist in Fragen des Selbstwertgefühls und der Selbstidentität verankert. Die betroffene Person braucht andere, um diese Komplexität zu reflektieren und ihre Ideen und Einsichten zurückgespiegelt zu bekommen. Eine solche Interaktion ermöglicht es dem Vermeider, sich selbst und anderen (zumindest manchmal) einzugestehen, dass das Vermeiden für ihn schädlich ist. Es handelt sich um einen subtilen Prozess, der von den Eltern Geduld und Ausdauer erfordert, aber dieser Ansatz ist weitaus wirksamer als der Versuch, dem Kind ihre Vorstellungen von der Realität aufzuzwingen.

Ziele

- Den Eltern verstehen helfen, dass ihr Kind nicht nur den Kontakt zu ihnen meidet, sondern auch mit sich selbst nicht in Kontakt ist.
- Den Zusammenhang zwischen diesem Zustand und dem Mangel an Motivation und Langeweile erläutern.
- Erläutern, was »Stimmverlust« bedeutet und welche Möglichkeiten es gibt, ihn zu mildern.
- Die schädlichen Auswirkungen der angeblichen Unvereinbarkeit von virtueller und tatsächlicher Realität sowie die Logik der Integration von Spiel und Leben erläutern.
- Fragen vorschlagen, die dem Kind helfen könnten, seine Selbstwirksamkeit und Selbsterkenntnis wiederzuerlangen.

- Die Verwendung der »Wie sehr« und »inwieweit«-Frage (siehe unten) lehren und betonen, dass Ehrlichkeit Unterstützung erfordert.
- Die Bedeutung von Stolz erläutern und vorschlagen, wie dieser durch verbale Interaktionen verstärkt werden kann.
- Den Zusammenhang zwischen Vermeidung und Bedeutungsverlust erklären und dem Vermeider Möglichkeiten vorschlagen, wie Bedeutung wiederhergestellt werden kann.

Vor wem verstecken?

Scham ist das wichtigste Gefühl in Beziehungen, die wir sowohl mit anderen als auch mit uns selbst haben.[23] Es ist das Gefühl, das uns befällt, wenn wir uns minderwertig fühlen: Sei es, weil wir unsere eigene Position niedriger einschätzen als die des anderen oder weil wir uns selbst herabsetzen, weil wir hinter unseren eigenen Erwartungen zurückbleiben. Wenn Vermeider von Schamgefühlen geplagt werden, wollen sie sich nicht nur vor der Welt, sondern auch vor sich selbst verstecken. Was ist das, was sie so unbedingt verbergen wollen? Gefühle, Gedanken und Bedürfnisse, die sie in ihren eigenen Augen schwach, minderwertig oder fehlerhaft erscheinen lassen. Aber während sie sich im Allgemeinen bewusst sind, dass sie ihren Mitmenschen Informationen vorenthalten, sind sie sich nicht bewusst, dass sie blind für ihre eigenen schambezogenen Gedanken und Gefühle sind.

Vermeider erkennen nicht sofort den Schaden, den sie sich selbst zufügen, indem sie sich von der Welt abkapseln; sie sind sich vor allem der vielen erfreulichen Begleiterscheinungen dieses Kurses bewusst, zu denen in erster Linie das Fehlen unangenehmer Reize gehört. Das Leben in der Isolation, das Leben hinter einem Bildschirm ist verlockend und verführerisch, während der Kontakt mit anderen oder mit sich selbst unsicher ist.

Mit sich selbst nicht in Kontakt sein führt zu Langeweile und mangelnder Motivation

Wenn sich ein Mensch von sich selbst, von den Menschen, die ihn umgeben, und von anderen wichtigen Aspekten der Realität loslöst, gehen die Erfahrungen, die seine wahren Bedürfnisse offenbaren, verloren. Gleichzeitig wird sein Leben leerer, eintöniger und langweiliger.[24]

Wir alle haben uns an eine endlose Flut von Reizen gewöhnt. Infolgedessen ist es immer schwieriger geworden, die Aufmerksamkeit aufrechtzuerhalten. Eine Tätigkeit muss aufregend sein, damit wir uns konzentrieren können. Aktivitäten, die nur mäßig interessant sind, wie z. B. sich mit Freunden zu treffen, werden von Kindern als langweilig empfunden. In Unkenntnis der einfachen Wahrheit, dass Aufregung das Ergebnis eines Zusammentreffens von äußeren Reizen und inneren Reaktionen ist, erwarten vermeidende Kinder, dass Interesse und Nervenkitzel nur von außen kommen.

Langeweile ist ein Zustand, in dem es uns an interessanten Reizen mangelt; sie ist eine Emotion, die in unseren Geist eindringt, wenn er leer von anderen Emotionen ist. Eine gängige Vorstellung von Langeweile ist, dass wir sie empfinden, wenn die Herausforderung, die vor uns liegt, nicht fesselnd genug ist. Die Langeweile, über die sich Vermeider beklagen, rührt jedoch zum großen Teil von ihrer Gleichgültigkeit, ihrer emotionalen Distanz und dem Mangel an Erfahrungen her, die zu interessanten und bedeutungsvollen Begegnungen hätten führen können.

ELTERN: »Wir wollen, dass er sich für etwas interessiert, für irgendetwas! Wir versuchen, ihm zu helfen, sich für etwas zu begeistern – das heißt, für etwas anderes als den Computer.«

THERAPEUTIN: »Interesse und Neugier können aber nicht nur von Ihnen kommen, sondern müssen von ihm selbst kommen.«

ELTERN: »Natürlich, aber wie kann er ein Interesse an etwas entwickeln?«

THERAPEUTIN: »Im Moment ist er so weit von sich selbst entfernt, dass er keine Ahnung hat, was ihn interessieren könnte. Zuerst werden wir ihm helfen, sich mit sich selbst zu verbinden, mit seinen Wünschen, und dann gibt es eine gute Chance, dass er sich für etwas interessiert.«

Interesse entsteht, wenn wir in der Lage sind, uns selbst mit neugierigen Augen zu betrachten und uns auf Selbstentdeckung zu begeben. Der Raum, den Kinder oft als »Langeweile« bezeichnen, birgt die Möglichkeit, sich selbst zu begegnen. In der Meditation beispielsweise wird Stille absichtlich in einen bewussten Akt der Selbstbeobachtung umgewandelt. Wir wissen, dass Meditation bei der Regulierung von Emotionen hilfreich sein kann. Diese Wirkung beruht darauf, dass wir uns mit unseren Gedanken und Gefühlen verbinden und dabei ihnen gegenüber Geduld und Ausdauer entwickeln.

Viele vermeidende Jugendliche beklagen sich über Langeweile, weil sie glauben, dass sie selbst langweilig sind. Bis zu einem gewissen Grad haben sie Recht: Je unbeteiligter ein Mensch ist, desto weniger kann er seinen eigenen inneren Reichtum wahrnehmen, der eine potenzielle Quelle des Interesses darstellt.[25] Ein konstruktiver Weg, mit Langeweile umzugehen, wäre demnach, sich selbst als interessant zu betrachten. Dies setzt wiederum voraus, dass man sich mit sich selbst beschäftigt und verbindet. Doch oft sind diese Bestrebungen von vornherein zum Scheitern verurteilt, denn jedes Mal, wenn sich das Kind langweilt, sucht es Zuflucht vor dem Bildschirm. Dies führt dazu, dass sich das Kind nur noch weiter von sich selbst entfernt und noch stärker langweilt.

Viele vermeidende junge Leute sind so sehr damit beschäftigt, die Computerwelt zu erkunden, dass sie keine Zeit haben, auch nur für einen Moment innezuhalten und ihr eigenes Leben zu betrachten, um darüber nachzudenken, was für sie wichtig ist und was nicht. Jede freie Minute muss mit dem Bildschirm gefüllt werden, um der Langeweile zu entgehen. Diese Angst vor Langeweile wiederum signalisiert ihnen, dass es gefährlich ist, mit sich selbst allein zu sein. Auf diese Weise lernen sie, das Bewusstsein für Emotionen, Gefühle und Gedanken zu vermeiden. Die Gewohnheit, vor der Langeweile zu fliehen, treibt die vermeidende Person nicht nur zurück zum Bildschirm, sondern führt auch zu einer Vielzahl anderer ungesunder Fluchtverhaltensweisen wie Drogen und Alkohol.

Verlust der Stimme

Normalerweise denken wir, dass vermeidende Menschen aus Angst vor Kritik nur ungern reden. Wir sind uns weniger bewusst, dass ihre Zurückhaltung aus ihrer Angst resultiert, sich selbst und anderen zu offenbaren, wie sehr sie sich selbst missbilligen. Vermeidende Menschen geben nicht zu, dass sie sich selbst herabsetzen und schlecht machen, und sie tun dies oft unbewusst und im Verborgenen. Diese versteckte Selbstverurteilung verursacht nicht weniger Schmerz und Leid als Kritik, die von außen kommt.

Wenn wir unsere Gefühle und Gedanken respektieren, respektieren wir uns selbst; mit anderen Worten, wir haben Selbstachtung.[26] Die Kehrseite der Medaille ist, dass Vermeider, die nicht mit sich selbst in Kontakt sind, weil sie bestimmte Aspekte ihrer Persönlichkeit nicht mögen oder fürchten, unter einem geringen Selbstwertgefühl und einem Mangel an Selbstachtung leiden. Entfremdung und Feindseligkeit richten in ihren Beziehungen zu anderen verheerenden Schaden an, und dasselbe geschieht, wenn diese emotionalen Einstellungen ihre Beziehung zu sich selbst dominieren.

Damit die vermeidende Person mit sich selbst freundlicher umgehen kann, muss sie ihren Erfahrungen eine Stimme geben – das heißt, die Räume, in denen Schweigen herrschte, mit Worten füllen. Doch um ehrlich mit sich selbst und anderen sprechen zu können, muss sie sich zunächst die Erlaubnis geben, überhaupt zu sprechen. Der psychologische Mechanismus, der für die Preisgabe oder Verheimlichung persönlicher Informationen verantwortlich ist, beinhaltet das Gefühl der Scham; wenn die schamauslösende Dynamik aktiviert wird, möchte sich die Person nicht nur vor der Welt, sondern auch vor sich selbst verstecken.[27] Wenn man sich versteckt, verliert man den Kontakt zu verschiedenen Teilen seiner selbst in einem Prozess, den ich oben als »Verlust der Stimme« bezeichnet habe. Wenn Vermeider ihre Stimme verlieren, sind sie nicht mehr in der Lage, ihre Gefühle gegenüber anderen oder sogar sich selbst gegenüber auszudrücken. Sie sind dann nicht mehr ansprechbar. Ein solcher Prozess findet auf mehreren Ebenen statt[28]:

- Die Person weiß, was sie empfindet, und möchte es mit anderen teilen, weiß aber nicht wie.
- Die Person weiß, was sie fühlt und kann es ausdrücken, aber sie will es nicht.
- Die Person weiß nicht, was sie fühlt und will es auch nicht wissen. Mit anderen Worten: Sie vermeidet die Selbstbeobachtung um jeden Preis.
- Die Person weiß nicht, was sie fühlt. Wenn sie sagt: »Ich weiß es nicht«, dann weiß sie es wirklich nicht. Sie kann ihre Gefühle

nicht mitteilen, weil diese in ihrem Kopf noch nicht in Worte gefasst wurden.

Wenn Vermeider ihre Stimme verlieren, sind sie nicht einmal mehr in der Lage, heftige und intensive Gefühle zu äußern. Der Verlust der Stimme ist kein bewusster Prozess; tatsächlich sind sich weder die betroffene Person selbst noch die Menschen in ihrem Umfeld bewusst, dass sie die Fähigkeit, zu kommunizieren, verloren hat. Stattdessen halten alle – auch die vermeidende Person selbst – das Geschehene für eine bewusste Entscheidung: »Oh, er könnte sprechen, wenn er wollte, aber er will einfach nicht.« Wenn ein Vermeider sagt: »Ich habe keine Lust, darüber zu reden« oder »Ich weiß nicht«, heißt das in Wirklichkeit: »Ich bin nicht in der Lage, darüber zu reden.« Eltern und andere Erwachsene könnten diese Worte jedoch als mangelndes Interesse, Respektlosigkeit oder Feindseligkeit interpretieren. Und das ist verständlich – sie haben so oft und so verzweifelt versucht, ein Gespräch mit ihrem Sohn oder ihrer Tochter zu beginnen, aber die einzige Antwort auf all ihre Bemühungen ist ein minimalistisches »okay«, »gut« oder »weiß nicht«.

Dieses berühmt-berüchtigte »weiß nicht« ist frustrierend und provoziert eine wütende Reaktion, weil es für die Eltern ein Zeichen absichtlicher Aufsässigkeit ist. Tatsächlich zeigt es jedoch, dass die vermeidende Person von ihren emotionalen Wünschen und Bedürfnissen losgelöst ist und dass ihre Kommunikationskanäle zu anderen und zu sich selbst blockiert sind. Das »weiß nicht« kann auch bedeuten, dass der Vermeider sich selbst nicht eingestehen kann, was er wirklich fühlt oder will.

Sobald der Verlust der Stimme eingetreten ist, können sich die Eltern entweder gezwungen fühlen, die Leere zu füllen, indem sie zu viel reden und damit die »Verfolger-Distanzierer-Dynamik« in Gang setzen (mehr dazu im nächsten Kapitel), oder sie passen sich unbewusst dem Kind an und werden selbst unnahbar und distanziert.

Erste Schritte zur Entwicklung einer Stimme – Die Multiple-Choice-Frage

Obwohl Vermeider sich mit dem Schweigen zufrieden zu geben scheinen, würden viele viel lieber reden – wenn es nur nicht so viel Aufwand bedeuten würde. Nicht wenige erleben ihr Schweigen als eine Art Lähmung oder als Versagen. Wir würden erwarten, dass solche Gefühle sie zum Sprechen veranlassen, aber da das Sprechen so schwierig ist, ist keine der beiden Optionen wirklich zufriedenstellend und sie landen schlussendlich in einer Sackgasse.

Wir sollten das Schweigen des Kindes respektieren. Das bedeutet jedoch keinesfalls, dass Eltern ihrem vermeidenden Kind nicht helfen können oder sollten, Kommunikationsfähigkeiten zu entwickeln und sich mithilfe eines breiter gefächerten emotionalen Vokabulars auszudrücken. Eine sehr wirksame Strategie besteht darin, eine Frage zu stellen und sofort mehrere Antwortmöglichkeiten vorzuschlagen – ich bezeichne dieses Instrument als *Multiple-Choice-Frage*. Das Kind erkennt in den Antworten möglicherweise eine genaue Darstellung seiner Gefühle und wird mit der Zeit immer geschickter darin, sich auszudrücken:

ELTERNTEIL: »Wie war es für dich, als du nicht mit deinen Freunden sprechen konntest?«
FELIX (15): (Stumm)
ELTERNTEIL: »Ich frage mich, ob du schweigst, A) weil du nicht genau weißt, wie du dich damals gefühlt hast; B) weil du jetzt nicht darüber sprechen möchtest; oder C) aus einem ganz anderen Grund?«
FELIX: »Alle von ihnen: A, B und C …«

Wir wissen, dass eine Möglichkeit, die Zusammenarbeit zu fördern, darin besteht, der vermeidenden Person die Wahl zwischen verschiedenen Optionen zu lassen, z. B.: »Willst du deine Hausaufgaben in Geschichte oder in Englisch machen?« Diese Strategie ist wirksam, weil sie der betroffenen Person ein Gefühl von Kontrolle und Autonomie vermittelt. Indem wir Vermeidern verschiedene Möglichkeiten anbieten, ihre Gefühle zu beschreiben, vermitteln wir ihnen auf subtile Weise die Botschaft, dass ihre Gefühle berechtigt und natürlich sind. Dies hilft ihnen, sich stärker auf das Gespräch einzulassen:

MUTTER: »Bist du böse auf Papa?«
SOHN: (Stumm)
MUTTER: »Warum bist du böse auf ihn?«
SOHN: »Ich weiß es nicht.«
MUTTER: »Bist du wütend auf ihn, A) weil er deinen Computer ausgestöpselt hat; B) weil er dich angeschrien hat; oder C) aus einem anderen Grund?«
SOHN: »Ich habe ihm gesagt, dass ich gerade das Spiel beende! Er kümmert sich nie darum, was ich tue! Er weiß nur, dass er die Schnur herausziehen muss!«
MUTTER: »Es ist wirklich ärgerlich, dass mitten im Spiel der Computer ausgeschaltet wird.«
SOHN: »Ich weiß, ich spiele zu viel, aber er hätte noch ein paar Minuten warten können …«

Wenn Computerspiele die Rettung sind – der Bildschirm als Bindeglied

Aus der Sicht der vermeidenden Person sind Computerspiele ganz normale Spiele. Unterbewusst nutzen jedoch viele Kinder Computerspiele, um mit alltäglichen Schwierigkeiten fertig zu werden, sich besser zu fühlen, Problemen zu entkommen oder um mit Schmerzen umzugehen.

Mit der Zeit lernen sie, dass Computerspiele die Antwort auf ihr Leiden sind. Was sie nicht erkennen, ist, dass eine solche Einstellung andere Arten des Lernens behindert und sogar verhindert. Die Eltern befinden sich in einem Dilemma: Einerseits wissen sie, dass Computerspiele der Entwicklung ihres Sohnes oder ihrer Tochter schaden, andererseits befürchten sie, dass das Wegnehmen des Computers alles noch schlimmer machen würde.

Was aber, wenn wir unsere Sichtweise auf Computerspiele im Allgemeinen ändern? Was wäre, wenn wir unsere Augen für das positive Potenzial von Computerspielen öffnen? Lassen wir sie für uns arbeiten, indem wir sie als Mittel zur persönlichen Entwicklung nutzen.

Bei vielen Vermeidern rühren die mangelnde Integration und der fehlende Kontakt zu sich selbst zum großen Teil von der Wahrnehmung her, dass die virtuelle und die tatsächliche Realität nicht miteinander vereinbar sind – dass sie durch eine Art eisernen Vorhang dauerhaft getrennt sind. So ist die Existenz des Kindes in das »spielende Ich« und das »nicht spielende Ich« gespalten (siehe Tabelle 3).[29]

Tabelle 3: Die Unterscheidung von »Spielerfahrung« und »Lebenserfahrung«

	Spielerfahrung	Lebenserfahrung
Selbstwahrnehmung	Held	Verlierer
Frustration	nicht bis zum Punkt der Einschüchterung; manchmal sogar gesucht	löst ein Gefühl von Hilflosigkeit und Wut aus
Niveau des Interesses	neugierig	gelangweilt
Motivation zum Lernen	hoch	niedrig
Zwischenmenschliche Kommunikation	spricht laut, ist präsent	unkommunikativ, vermeidend
Dominierende Emotion	Stolz	Scham

Computerspiele werden dann zum Problem, wenn sie kein integraler Bestandteil des Alltags der vermeidenden Person sind, sondern außerhalb des »Lebens« stehen. Dann erscheint alles, was mit dem Spiel zu tun hat, hell und verlockend, während alle anderen Aktivitäten als unnötig, langweilig und bedeutungslos angesehen werden. Es ist, als ob der Vermeider eine doppelte Identität entwickelt hätte.

Im Spiel-Modus zeigt er mitunter eine hohe Motivation und Offenheit; ist neugierig und kontaktfreudig. Im Nicht-spielen-Modus sind die gegenteiligen Eigenschaften zu beobachten: geringe Motivation, mangelnde Neugier und unzureichende soziale Fähigkeiten. Diese Spaltung verwirrt die vermeidende Person und hemmt die Entwicklung einer kohärenten Selbsterzählung:

THERAPEUT: »Sag mal, wer bist du eigentlich – der Martin, der am Computer spielt, oder der Offline-Martin?«

Martin (15): »Die Wahrheit ist, ich weiß es nicht; sie scheinen so unterschiedlich zu sein …«

Vermeider sind sich nicht bewusst, dass ihr Leben gespalten ist, und brauchen daher ihre Eltern, um sie darauf hinzuweisen und ihnen zu helfen, die beiden Hälften zusammenzufügen. Es gibt drei Hauptwege, das Spielen in die reale Welt zu integrieren:

- Das Computerspiel als Hilfsmittel verwenden, das die vermeidende Person dabei unterstützt, Selbstbewusstsein und Selbsterkenntnis zu entwickeln.
- Das Computerspiel als Instrument zur Stärkung der Handlungskompetenz und als Inspirationsquelle bei der Bewältigung von Schwierigkeiten nutzen.
- Das Leben selbst als eine weitere Form des Spiels zu behandeln.

All diese Strategien verändern die Wahrnehmung der vermeidenden Person sowohl in Bezug auf Computerspiele als auch auf das Leben. Wenn wir ihnen beibringen, bewusst zu spielen, helfen wir ihnen, darauf zu achten, wie sie spielen, und ihr Spiel-Ich mit ihrem Alltags-Ich zu verschmelzen. Das achtsame Spielen am Computer – mit dem Ziel, sich mit sich selbst zu verbinden, anstatt der Realität auszuweichen und zu entfliehen – macht das Computerspiel zu einem Mittel für persönliches Wachstum, Selbstentdeckung und die Entwicklung von Fähigkeiten, die immens zur Alltagsbewältigung beitragen können.

Verbindung entsteht, wenn die vermeidende Person ihre wahren Gefühle ausdrücken und mitteilen kann und wenn sie glaubt, dass die andere Person sie versteht. Dies ist das wirksamste Mittel, wenn Jugendliche den Kontakt zu sich selbst verloren haben und ein Gegenmittel gegen Scham.[30] Während sich für die vermeidende Person jede verbale Interaktion unsicher anfühlt, ist eine Diskussion, die sich auf das Spielen konzentriert, ganz natürlich. Bildschirme können den Prozess der Trennung von sich selbst eskalieren lassen, aber sie können auch dazu genutzt werden, Selbsterkenntnis und Selbstakzeptanz zu steigern.

Selbstwirksamkeit kultivieren

Ein gespaltenes Leben zu führen ist verwirrend: Wer bin ich wirklich? Einerseits hat man das Gefühl, nicht gut genug zu sein, die eigenen Erwartungen und die der anderen nicht erfüllen zu können, oder einfach ein »Verlierer« zu sein. Auf der anderen Seite bietet das Computerspiel eine breite Palette von Erfahrungen, darunter Eroberung, Ruhm, Sieg, Überwindung, Unterwerfung. In der Welt der Spiele wird dieses grundlegende, allumfassende und berauschende Gefühl von enormer Macht als »fiero« (italienisch für »Stolz«, »Ehre«)[31] bezeichnet.

Ein Vermeider verbindet Anstrengung nur mit dem echten Leben. In einem Computerspiel kommt er damit klar – wie groß auch immer sie sein mag. Ein Computerspiel ist zwar mit vielen Misserfolgen verbunden, im Durchschnitt zwölf bis zwanzig Mal pro Stunde.[32] Das Kind nimmt diese Rückschläge jedoch relativ gelassen hin. Wahrscheinlich empfindet es diese Vorfälle nicht einmal als Misserfolge, aber sie machen es trotzdem stark. Was also veranlasst Vermeider dazu, sich beim Spielen so sehr anzustrengen und nicht aufzugeben? Nun, der Grund ist, dass sie Spiele als fairer empfinden als das wirkliche Leben. In Computerspielen wird harte Arbeit immer belohnt – ein Spieler, der viel spielt, wird geschickter und kommt weiter. In der realen Welt ist das nicht immer so. Ein junger Mensch kann tagelang für eine Prüfung lernen und trotzdem durchfallen, oder er kann monatelang schwitzen, um in einem Sport gut zu werden, ohne dass am Ende etwas dabei herauskommt.

Die Dichotomie zwischen Leben und Spiel gilt auch für das Lernen im Allgemeinen. Während Vermeider bereit sind, enorme Anstrengungen zu unternehmen, um ein neues Computerspiel in den Griff zu bekommen, werden sie das Gleiche bei Schulmaterial nur selten tun. Und wenn Eltern das Lernen beim Spielen herunterspielen, vermitteln sie effektiv die Botschaft, dass Lernen etwas ist, das nur in der Schule stattfindet, und verstärken damit ungewollt die eingeschränkte Sichtweise ihres Kindes auf sich selbst. Wenn Eltern (und Lehrerinnen) die Konzepte des Lernens und des Umgangs mit Widrigkeiten auf spielbezogene Aktivitäten ausdehnen, wird dem Vermeider versichert, dass er in der Lage ist, zu lernen und sogar Spaß daran haben kann. Infolgedessen wird sein Selbstbewusstsein gestärkt, und es ist wahrscheinlicher, dass er sich an andere Arten des Lernens heranwagt. Im Folgenden finden Sie einige Fragen zur Förderung der Selbstwirksamkeit und der Resilienz des Kindes:

- Was sind die Dinge, die dich im Spiel am meisten frustrieren? Wie gehst du mit ihnen um?
- Was tust du, wenn du verlierst?
- Wie gehst du mit Schwierigkeiten und Hindernissen um?
- Wie hast du gelernt, ein so guter Gamer zu werden?
- Bringst du anderen etwas bei? Teilst du dein Wissen?

Fragen dieser Art können die Kluft zwischen der virtuellen und der tatsächlichen Realität im Kopf des Kindes überbrücken und ihm seine Stärken bewusst machen. In den Gesprächen, die sich daraus ergeben, kann der Jugendliche auch lernen, dass man sich nicht immer stark und mächtig fühlt. Denn sowohl im Leben als auch im Spiel können wir in Zustände der Schwäche verfallen und müssen einen Ausweg finden.

Einen ehrlichen Dialog fördern – die »Wie sehr« und »inwieweit«-Frage

Eltern wünschen sich, dass die Gespräche mit ihrem vermeidenden Kind sinnvoll sind und es zum Nachdenken anregen. Dennoch können sie dieses Ziel unwissentlich sabotieren, indem sie einen kritischen oder provozierenden Ton anschlagen:

ELTERN: »Machst du dir keine Sorgen wegen der ganzen Zeit, die du mit Spielen am Computer verschwendest?«
SOHN: »Nein.«

Das Problem an dieser Frage ist nicht nur ihr kritischer Beigeschmack, sondern vor allem, dass sie wahrscheinlich eine unehrliche Antwort hervorrufen wird.

Wie können Eltern ihr Kind dabei unterstützen, seine Stimme wiederzuerlangen? Wie können sie ihm helfen, aufrichtig zu sprechen? Was ist ein konstruktiver Weg, um eine Diskussion mit dem Kind über seine Videospiele zu beginnen?

Es geht darum, die Fragen so zu formulieren, dass das Kind seine Gedanken und Gefühle in Bezug auf Computerspiele und deren Auswirkungen überdenken und bewerten kann. Einfache Ja/Nein-Fragen, vor allem mit einem negativen Unterton (»Glaubst du, dass das Spiel dir guttut?«), sind wahrscheinlich nicht zielführend. Ein produktiverer Ansatz wäre es, die Fragen in Form von »wie sehr« oder mit »inwieweit« zu formulieren, etwa so:

»Wie sehr helfen Computerspiele deiner Meinung nach, im Leben voranzukommen, und wie sehr behindern sie dein Vorankommen?«

»Inwieweit geben Computerspiele deinem Leben einen Sinn und inwieweit nehmen sie ihm Sinn?«

Solche Fragen gehen davon aus, dass die Einstellung des Kindes zum Spielen von vornherein ambivalent ist, und bringen die beiden Seiten des Themas zum Vorschein.

Selbsterkenntnis und eine kohärentere Selbsterzählung entwickeln

ELTERN: »Computerspiele machen natürlich eine Menge Spaß, aber wusstest du, dass man dabei auch etwas über sich selbst lernen kann?«

KEVIN (14): »Warum muss ich etwas über mich lernen?«

ELTERN: »Wenn du dich selbst wirklich kennst, dann weißt du auch, was du gut kannst und was du nicht kannst. Mit diesem Wissen kannst du entscheiden, was die richtige Richtung im Leben für dich ist. Du kannst gute Entscheidungen treffen, die dir helfen, erfolgreich zu werden.«

KEVIN: »Ich hätte nie gedacht, dass ich durch Spiele etwas über mich selbst lernen könnte …«

Obwohl vermeidende Jugendliche nicht gerne über sich selbst sprechen und Gesprächen, die eine Selbstbeobachtung erfordern, normalerweise aus dem Weg gehen, lieben sie es, über Computerspiele zu sprechen. Solche Konversationen bieten die Möglichkeit, über tiefgründige und bedeutungsvolle Themen zu sprechen, die zu Selbsterkenntnis führen:

THERAPEUTIN: »Was ist das erste Computerspiel, das du gespielt hast?«

DENNIS (17): »Ich glaube, es war Minecraft.«
THERAPEUTIN: »Erzähl' mir ein wenig darüber, wie du dich gefühlt hast, als du es damals gespielt hast. Woran erinnerst du dich dabei?«

Computerspiele können den Vermeider von seinem inneren Selbst abschneiden und ihm das Bewusstsein dafür rauben, aber sie können ihm auch helfen, sich besser kennen zu lernen. Sich selbst zu kennen, bedeutet, zu wissen, woher man kommt und wohin man geht. Computerspiele werden heute zu einem wichtigen Thema, um das herum junge Menschen ihre Lebensgeschichte aufbauen; ihre Erinnerungen drehen sich oft darum, wann, wo und mit wem sie dieses oder jenes Spiel gespielt haben. Über Computerspiele zu sprechen, bringt sie dazu, über die Vergangenheit nachzudenken. Dies hilft wiederum auch dabei, ein Gespräch darüber zuzulassen, wo sie heute stehen:

ELTERN: »Was braucht man, um in diesem Spiel gut zu sein?«
CHRISTIAN (14): »Keine Ahnung, vielleicht schnelles Denken. Ich meine, um herauszufinden, was andere tun werden und um schnelle Entscheidungen zu treffen.«
ELTERN: »Und hast du diese Eigenschaften?«
CHRISTIAN: »Darüber habe ich bis jetzt noch nicht nachgedacht ...«

Vermeider denken nicht über die Fähigkeiten, Begabung und Talente nach, die sie im Dienste eines Spiels mobilisieren – schließlich ist es ja nur ein Spiel. Sie brauchen Erwachsene, deren emotionale Sprache ausgefeilter ist, um die Charaktereigenschaften – und ja, auch Tugenden – zu definieren, die sie beim Spielen an den Tag legen und zeigen:

LEHRERIN: »Du spielst viel, was deine Entschlossenheit, deinen Mut und deine Willenskraft zeigt. Zeigen sich diese Eigenschaften auch in anderen Situationen?«
MATTEO (13): »Nein, nicht so sehr.«
LEHRERIN: »Aber wusstest du, dass du sie hast?«
MATTEO: »So habe ich noch nie über mich gedacht.«
LEHRERIN: »Jedes Mal, wenn du spielst, mobilisierst du diese Fähigkeiten. Ich möchte, dass du anfängst, auf andere Bereiche in deinem Leben zu achten, in denen sie auftauchen.«

Hier sind einige Beispielfragen zur Förderung der Selbsterkenntnis und des Selbstbewusstseins:

- Was ist so interessant und besonders an diesem Spiel?
- Was braucht man, um in diesem Spiel gut zu sein (strategisches Denken/Mut/Geduld/schnelles Denken/Zusammenarbeit usw.)? Verfügst du über diese Eigenschaften?
- Was ist dein Stil beim Spielen?
- Was gefällt dir an deinem Avatar, was gefällt dir nicht?
- Wie wirkt sich das Tragen verschiedener Skins auf deine Erfahrung aus?

Wenn Vermeider über sich selbst sprechen, entdecken sie sich selbst. Das ist die Grundlage aller Therapien – durch das Sprechen werden neue innere Zusammenhänge hergestellt, neues Wissen scheint von innen zu kommen. Deshalb ist *jedes* Gespräch so hilfreich. Eigentlich sind Unterhaltungen, die scheinbar nichts mit dem Problem der Vermeidung zu tun haben, hilfreicher, weil sie die betroffene Person nicht überfordern. Der häufigste Fehler im Umgang mit Vermeidern besteht darin, sie zu sehr zu exponieren:

SCHULLEITERIN (während einer Besprechung in der Schule, nachdem der Schüler zwei Wochen lang nicht zum Unterricht erschienen ist): »Kannst du uns sagen, warum du nicht zur Schule gekommen bist?«
STUDENT: (Stumm)

In diesem Beispiel stellt die Schulleiterin in bester Absicht eine durchaus berechtigte Frage, die ein typischer Schulverweigerer jedoch niemals beantworten können wird. Es wäre viel besser gewesen, wenn sie den Schüler nicht gleich ins Rampenlicht gerückt hätte, sondern ihm erzählt hätte, was in der Zeit seiner Abwesenheit in der Schule passiert ist. Dann hätte sie ihn fragen können, welche Spiele er gespielt hat und was er dabei Neues gelernt hat. Ein solches Gespräch hätte dazu geführt, dass sich der Schüler in der Schule sicherer fühlt und motivierter ist, wiederzukommen. Bei Vermeidern sollte man immer im Hinterkopf behalten, dass weniger mehr ist.

Stolz anstelle von Scham

Man kann Computerspiele spielen und sich dabei schämen, weil man sie für Zeitverschwendung hält. Andererseits kann man sie in dem Glauben spielen, dass sie zur eigenen Entwicklung beitragen, und sich dementsprechend stolz fühlen. Viele Eltern sehen Computerspiele in einem negativen Licht und tun ihr Bestes, um ihren Sohn durch offene oder verdeckte Verunglimpfungen zu entmutigen. Sie hoffen, dass ihn solche herabsetzenden Botschaften vom Spielen abhalten. Computerspiele werden verspottet, abgewertet und herabgesetzt, und ihre positiven Aspekte werden außer Acht gelassen. Der Grund für diese Kritik sind das mangelnde Verständnis für die heutige Jugendkultur und die ständigen, übertriebenen Versuche, Parallelen zwischen Vergangenheit und Gegenwart zu ziehen: »Warum geht er nicht mehr aus, so wie wir früher?!« »Warum trifft er sich nicht mit Freunden auf dem Sportplatz, sondern nur online?«

Dass das Leben junger Menschen heute ganz anders aussieht als früher, ist fast schon eine Binsenweisheit, aber viele Menschen akzeptieren diese Tatsache immer noch nicht. Beschäftigungen, die in der Vergangenheit für Jugendliche attraktiv waren, wie z. B. Aktivitäten im Freien, verschiedene Hobbys, bestimmte Gegenstände sammeln usw., werden heute in Computerspiele integriert. Die Missbilligung dieser Spiele durch die Eltern schwächt deren Autorität und lässt sie im Leben der Kinder an Bedeutung verlieren. Gleichzeitig gibt das ständige Belehren und Beschämen dem vermeidenden Kind das Gefühl, dass es immer »falsch« liegt, was wiederum seinem Selbstbild schadet. Dies ist eindeutig kontraproduktiv, da Scham und geringes Selbstwertgefühl das Kind zwangsläufig dazu bringen, mehr zu spielen, anstatt weniger.

Das Gegenteil von Scham ist Stolz, eine Emotion, die gemeinhin als *Hybris* missverstanden wird.[33] Gesunder, »positiver« Stolz ist jedoch etwas ganz anderes als Arroganz oder »negativer« Stolz. Positiver Stolz ist eine natürliche Reaktion darauf, den eigenen Erwartungen gerecht zu werden. Scham entsteht, wenn wir dies nicht tun. Stolz ist eine Emotion, die es wert ist, gefördert zu werden, denn sie steht in engem Zusammenhang mit einer Vielzahl positiver Verhaltensweisen und trägt wesentlich zur Selbstbeherrschung und Motivation bei.

Ben (13): »Ich habe gerade die nächste Stufe im Spiel erreicht!«
Eltern: »Gut gemacht! War es schwer?«
Ben: »Ja, wirklich schwer; nur wenige Spieler schaffen es, dieses Niveau zu erreichen!«
Elternteil: »Ich bin stolz auf dich! Ich wette, du bist auch stolz auf dich.«
Ben: »Oh ja!«

Selbst Eltern, die von den Erfolgen ihres Sohnes bei einem Computerspiel beeindruckt sind, verbergen oft ihre Zufriedenheit, um ihn nicht durch ihre Anerkennung zum Weiterspielen zu animieren. Leider hält diese Art der Zurückhaltung sie und ihn davon ab, positive, zu Wachstum führende Gefühle zu entwickeln. Positiver Stolz ist ein solches Gefühl. Studien haben zudem gezeigt, dass dieser die Grundlage für ein gesundes Selbstbild und Willenskraft ist.

Paradoxerweise helfen die Eltern ihrem vermeidenden Kind gerade dann dabei, die Emotionen zu stärken, die es braucht, um den Versuchungen des Spielens zu widerstehen, wenn sie es für seine Leistungen bei eben jenem loben. Selbst Eltern, die strikt dagegen sind, dass ihr Sohn viel Zeit vor dem Computer verbringt, können positive Botschaften vermitteln, die Stolz hervorrufen:

Elternteil: »Du weißt, dass ich mich nicht darüber freue, dass du so viel Zeit mit Computerspielen verbringst. Aber du sollst wissen, dass ich sehe und schätze, wie sehr du dich anstrengst und wie weit du es dadurch gebracht hast.«

Andere Fragen und Aussagen, die Wertschätzung ausdrücken und somit Stolz fördern, sind:
- »Auf welcher Stufe stehst du jetzt? Oh, cool!«
- »Wie bist du so gut in diesem Spiel geworden?«
- »Kannst du mir das Spiel beibringen?«
- »Du hast hart gearbeitet und nicht aufgegeben – ich bin stolz auf dich!«
- »Du hast ein paar wirklich coole Freunde gefunden, mit denen du zocken kannst!«

Bedeutung verlieren und zurückgewinnen

Je mehr Zeit der Vermeider in Abgeschiedenheit verbracht hat, desto größer ist die Wahrscheinlichkeit, dass er das Gefühl für Sinn und Zweck verloren hat. Langzeitvermeider, die sich von ihrer Umgebung entfremdet haben, leben in einem Zustand ständiger Entbehrung und wählen dieses Los jeden Tag aufs Neue für sich. Es ist ein Leben ohne Gefühle, Wünsche und Träume – ein begrenztes und steriles Leben, in dem die Zeit vergeht, ohne Spuren zu hinterlassen. Wenn man so lebt, als stünde man über der Zeit, hat das Leben keinen Sinn mehr.

Junge Menschen, die sich bemühen, sich von allem zu trennen, was sie umgibt, laufen möglicherweise vor der Existenz selbst davon und nutzen dafür die Vielzahl der ihnen zur Verfügung stehenden digitalen Ablenkungen. Sich selbst so aus den Augen zu verlieren, führt unabdingbar zu einer Existenz, die nicht authentisch ist – in dem Sinne, dass die Person sich nicht bewusst ist, dass sie für ihr Leben verantwortlich ist und es in der Tat erschaffen hat. Achtsamkeit wird durch Erfahrungen erreicht, die uns für die Welt um uns herum sensibilisieren. Negative Emotionen sind wichtig, weil sie genau das tun können – sie erregen unsere Aufmerksamkeit und erinnern uns daran, dass wir anders handeln müssen. Wenn diese Gefühle jedoch zu intensiv sind, versuchen wir, sie zu vermeiden, und enden in der Stagnation.

Diejenigen, die am meisten unter Scham leiden, sind diejenigen, die sich ihrer tiefen Botschaft widersetzen: dass wir alle verletzlich und unvollkommen sind – kurz gesagt, dass wir Menschen sind. Wenn Vermeider sich eingestehen, dass sie diese Gedanken haben, werden ihre Intensität und das Leid, das sie verursachen, gemildert.

Bedeutungsverlust ist eine beängstigende Erfahrung, und man weiß nie, wann er die eigene Psyche erfasst. Die vermeidende Person muss verstehen, dass Sinnverlust eine natürliche Folge der Isolation, des Mangels an Kontakt und des Erlebens äußerer Reize ist und dass er sie immer wieder überfallen kann:

ELTERNTEIL: »Hast du das Gefühl, dass nichts mehr einen Sinn hat?«
SOHN: »Ja.«

Elternteil: »Wie sehr beunruhigt dich das und wie sehr ist es für dich in Ordnung?«

Sohn: »Es fühlt sich nicht gut an, alles ist langweilig.«

Elternteil: »Das kann jedem passieren, weißt du? Während des Corona-Lockdowns habe ich das auch so empfunden. Ich hatte Angst, dass das Leben nie wieder einen Sinn haben würde.«

Sohn: »Und was hast du getan?«

Elternteil: »Als ich wieder anfing, Dinge zu tun, kam es einfach zurück. Und das wird auch mit dir passieren. Es kommt langsam zurück, am Anfang spürst du es nicht einmal, aber eines Tages wirst du merken, dass es wieder da ist. Es ist ein bisschen so, wie wenn man den Geschmackssinn verliert, wenn man Corona hat, und dann langsam wieder anfängt zu schmecken.«

KAPITEL 4

Mit anderen in Kontakt treten: Intimität entwickeln

Übersicht

Das Ausmaß der Vermeidung sowie die Motivation, sie abzuschütteln und wieder eine Verbindung herzustellen, hängen zu einem großen Teil von der Beziehung zwischen Kind und Eltern ab. In diesem Kapitel wird beschrieben, wie Eltern und ihr vermeidendes Kind in die schädliche zwischenmenschliche Dynamik aus »verfolgen« und »sich distanzieren« eintreten, und es wird eine Reihe von Interventionen angeboten, mit denen diese Dynamik durchbrochen werden kann. Das »verbindende Sit-in« wird als grundlegendes Modell für die Kontaktaufnahme mit dem Vermeider vorgeschlagen. Es ermöglicht eine produktive verbale Kommunikation.

Ziele

- Den Eltern helfen, ihren Schmerz über die Ablehnung und das Gefühl, für ihr Kind unwichtig zu sein, auszudrücken.
- Die Bedeutung von Geduld und Hoffnung betonen.
- Den Eltern das Wesen der »Verfolger-Distanzierer«-Dynamik erklären und ihnen helfen, dieses Muster in ihrer Beziehung zu ihrem eigenen Kind zu erkennen.
- Die Eltern auf die Durchführung eines »verbindenden Sit-ins« vorbereiten: Die Gründe und Grundsätze dieser Maßnahme erklären, die Rolle jedes Elternteils festlegen, ein Rollenspiel machen, häufige Fehler ansprechen.

Der Schmerz der Eltern

Die Eltern von heute suchen eine engere und intimere Beziehung zu ihren Kindern. Eine, die nicht auf Hierarchie oder Angst beruht, sondern auf Offenheit, Kommunikation und Zusammenarbeit. Sie fürchten sich nicht davor, die Freunde ihres Kindes zu sein, weil sie glauben, dass eine Beziehung, die auf Zusammengehörigkeit beruht, bei der Bewältigung der Herausforderungen des Erwachsenwerdens Vorteile bringt. Wenn ihr Kind also den Weg der Vermeidung einschlägt, sich verschließt, sich beharrlich weigert zu kommunizieren und sich in seinem Zimmer isoliert, sind sie zutiefst erschüttert. Sie sind überwältigt von einer Mischung aus Frustration über das dysfunktionale Verhalten des Kindes, Schmerz darüber, dass es sie zurückweist, und Angst, dass es die Schule abbricht, alle sozialen Kontakte verliert und zum Einzelgänger wird. Wenn das Kind immer mehr vermeidet, fühlen sich die Eltern unsichtbar, ausgelöscht[34] und haben Panik, dass es Selbstmord begehen könnte. Zu Beginn neigen sie dazu, hart zu bleiben, was den Konflikt nur verschärft und die Distanzierung beschleunigt. Häufige Streitereien mit den Eltern belasten das Kind und verstärken sein Verlangen nach Isolation noch weiter. Wenn die Eltern erkennen, dass ein hartes Auftreten kontraproduktiv ist, ändern sie den Kurs und versuchen, entgegenkommender zu sein – aber auch das bringt nichts. Immer wieder gelingt es ihnen nicht, mit dem Kind in Kontakt zu treten, sie fühlen sich zunehmend hilfloser und denken am Ende, dass man nichts tun kann.

Eine geduldige, ansprechende und hoffnungsvolle Präsenz aufrechterhalten

Der Weg zur Veränderung liegt in der Entwicklung und Aufrechterhaltung einer positiven Beziehung zu dem vermeidenden Kind. Da jedoch das Wissen über Vermeidungsverhalten im Allgemeinen sehr gering ist, interpretieren viele Eltern die schwere Prüfung, mit der sie zu kämpfen haben, als persönliche Schwäche und Versagen. Eine solche Haltung verstärkt die Scham und beeinträchtigt infolgedessen die Qualität der Beziehung zwischen ihnen und ihrem Kind. Das soll nicht heißen, dass die Eltern, um eine gute Beziehung aufrechtzuerhalten, ihre Arme in einer Laissez-faire-Haltung verschränken und fraglos alles akzeptieren sollten, was das Kind zu tun beschließt. Im Gegenteil, sie sollten sich geduldig und beharrlich bemühen, die sozialen und emotionalen Regulationsfähigkeiten ihres Kindes zu erweitern. Das bedeutet, der Verzweiflung zu widerstehen, tief durchzuatmen, die eigenen Ängste zu regulieren und zu versuchen, für das Kind so attraktiv wie möglich zu sein, um es aus seinem Versteck zu locken. Um Eltern bei der Entwicklung einer solchen Präsenz zu unterstützen, erinnern wir sie immer wieder an Folgendes:

- Langsam bewegen.
- Ansprechend sein.
- Sich Zeit lassen.
- Das Kind wird seinen Weg finden.
- Weniger ist mehr.
- Die Beziehung zum Kind geht dem Funktionieren voraus.
- Jede noch so kleine Aktion zählt.

Aus problematischen Dynamiken ausbrechen

Die häufigsten Beziehungsfallen, in die Eltern und ihr vermeidendes Kind tappen können, sind die »Verfolger-Distanzierer«-Dynamik[35] und die »Forderung-Rückzug«-Dynamik[36]. Diese Muster sind das Ergebnis von zwei Arten von Ungleichgewichten. Das erste bezieht sich auf Intimität: Je mehr die Eltern sie wollen, desto weniger will das vermeidende Kind sie und umgekehrt. Das zweite hat mit Veränderung und Aktion zu tun: Je mehr die Eltern fordern, desto weniger wünscht sich der Vermeider von beidem und umgekehrt (siehe Abbildung 3).

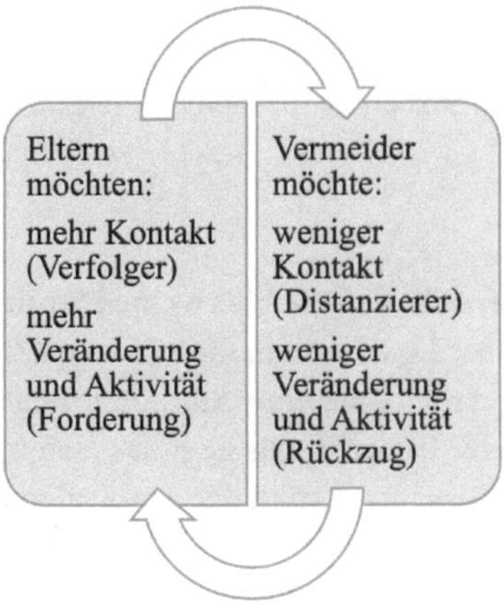

Abbildung 3: Die Dynamiken zwischen »Verfolger – Distanzierer« und zwischen »Forderung« – »Rückzug« prägen die Motivation für Kontakt und Aktivität

Wenn wir diese Dynamik mit Eltern besprechen, ist ihre erste Reaktion: »Sie meinen also, wir sollen einfach aufgeben? Nichts tun?«, als ob die einzige Alternative zu diesen Mustern Untätigkeit wäre. Wir helfen den Eltern, aus dieser Sackgasse herauszukommen, indem sie sich dem Kind durch subtile Handlungen nähern, die seinem Vermeidungsradar entgehen oder, im schlimmsten Fall, Distanzierungs- und Rückzugsbewegungen zumindest minimieren.

Der wichtigste Schritt in jedem Veränderungsprozess ist es, die nötige Motivation aufzubringen,[37] aber in dem fehlgeleiteten Eifer, ihr Kind zum Umdenken zu bewegen, sabotieren die Eltern dieses Ziel unter Umständen. Die meisten Vermeider sind ambivalent, wenn es um Veränderung geht: Ein Teil von ihnen will sie, der andere fürchtet sie und widersetzt sich ihr. Der widerspenstige Teil ist in der Regel durchsetzungsfähiger, lautstarker und sichtbarer – sowohl für die Eltern als auch für das Kind. Während sich der Teil, der bereit ist, eher zurückhaltend zeigt. Unter diesen Umständen müssen sich die Eltern bemühen, den letzteren zu fördern und den ersteren zu schwächen. Eine beliebte Methode, um dieses Ziel zu verfehlen, ist der Versuch einer logischen, rationalen Überredung:

ELTERN: »Hast du heute angerufen, um zu sehen, ob es eine freie Stelle gibt?«

SAMUEL (19): »Nein! Lass mich in Ruhe, ich mache das, wenn ich es für richtig halte.«

ELTERN: »Aber du hast doch gesagt, dass du das machst!«

SAMUEL: »Stimmt nicht, das habe ich nicht gesagt!«

ELTERN: »Verstehst du nicht, wie schrecklich es für dich ist, herumzusitzen und nichts zu tun?«

SAMUEL: »Das ist mir egal.«

Gespräche dieser Art sind nicht hilfreich, weil die Eltern einen Strohmann angreifen: Sie gehen davon aus, dass ihr Sohn die Schwere des Problems und die Bedeutung einer Arbeit oder eines Studiums nicht versteht oder nicht zu schätzen weiß. In der Praxis liegt das Hauptproblem jedoch nicht im »Verständnis«, sondern in der Ambivalenz und der damit einhergehenden Lähmung des Kindes, die jegliches Handeln unmöglich macht. Die Eltern müssen das Kind ermutigen, die wahrgenommenen Widersprüche der Situation zu artikulieren, und dies kann nur durch Gespräche erreicht werden, die darauf ausgerichtet sind, dem Vermeider zu helfen, seine Stimme zu erheben, anstatt das Problem zu lösen.

Die Eltern sollten daran erinnert werden, dass der Wunsch nach Veränderung für ihr schamgeplagtes, vermeidendes Kind eine Gefahr bedeutet, denn er setzt seinen größten Feind frei: die Erwartungen. Erwartungen wiederum führen fast unweigerlich zu schmerzhaften Enttäuschungen. Um diesem Ergebnis zu entgehen, wird ein unsichtbarer, aber mächtiger Mechanismus in Gang gesetzt, der jede Motivation im Keim erstickt. Das Gefühl der Scham geht mit dem Wunsch nach Veränderung um, wie ein Diktator mit Andersdenkenden.

Seit ihren Anfängen hat sich die moderne Psychotherapie mit dem Widerwillen des bzw. der Einzelnen befasst, sich zu verändern, selbst wenn der Weg klar ist und die Vorteile offensichtlich sind. In der Vergangenheit wurde eine solche Haltung als pathologisch angesehen und als »Widerstand« bezeichnet. Moderne Ansätze sind von dieser Diagnose abgerückt und haben erkannt, dass die Vorliebe der Menschen für das Beibehalten von Verhaltensmustern, die fehlerhaft und sogar schädlich sein können, und die Schwierigkeit, sie zu ändern, aus einer Reihe von durchaus vernünftigen Gründen herrühren kann, darunter die folgenden:

- Der enorme Aufwand, der mit der Änderung von Gewohnheiten im Allgemeinen verbunden ist.
- Die Angst, die immer mit dem Unbekannten verbunden ist.
- Die Angst, keine Fähigkeiten zu entwickeln, die dem Wandel förderlich sind.
- Die Befürchtung, dass der Versuch, etwas zu ändern, das bestehende Problem verschlimmern wird.
- Konflikte mit anderen, die auf eine Veränderung drängen.

Die Eltern müssen dem Vermeider also viel Zeit einräumen und gleichzeitig daran denken, dass sie ihn beeinflussen können, selbst wenn er sich ihren Versuchen gegenüber unempfänglich zeigt. Ermutigung, Respekt, offene Kommunikation, taktvolles Auffordern statt Drängen – all das sind wichtige Elemente in diesem Prozess. Die Eltern müssen sich jedoch darüber im Klaren sein, dass es keinen »Knopf« gibt, auf den man drücken kann, um den Willen zur Veränderung – oder zu irgendetwas anderem – zu erzeugen. Wenn der Glaube an sich selbst über die Zweifel siegt, werden sich der Wille, die Motivation und das Engagement Stück für Stück entwickeln.

Vermeider finden es schwer, Intimität zu entwickeln

Da Liebe auf Verbundenheit beruht[38], ist es unwahrscheinlich, dass eine Person, die mit ihren Mitmenschen nicht in Kontakt ist, diese Emotion erlebt. Dies führt zu einer Ambivalenz gegenüber jeder Art von Intimität. Wir nehmen Intimität als selbstverständlich hin, als wäre sie eine Frage der Wahl, eine bewusste Entscheidung: Entweder man will sie oder man will sie nicht. Für viele vermeidende Menschen ist Intimität jedoch eine Herausforderung, da sie mit starken Gefühlen verbunden ist, die sie nicht regulieren können. Sie werden von ihren Gefühlen überwältigt und können sie nicht artikulieren, was dazu führt, dass sie einfach auseinanderfallen. Sie verbergen ihr inneres Drama hinter einer Mauer des Schweigens, wo es weder für sie selbst noch für ihre Eltern sichtbar ist.

Es wäre nicht falsch zu sagen, dass Vermeider zum Schweigen neigen, und dass sie nicht wissen, warum oder wie das geschieht. Erwachsene könnten dieses Schweigen als Widerwillen gegen Interaktion oder Kooperation interpretieren. Sie erkennen nicht, dass es gar nicht an dem Kind liegt. Tatsächlich kann sich im Schweigen eine Reihe von Schwierigkeiten manifestieren. Wir neigen dazu, Sprechen als einen natürlichen, fast mühelosen Akt zu betrachten, aber in der Praxis erfordert es komplexe sprachliche und emotionale Fähigkeiten. Vielen Vermeidern fehlt beides.

Die Fähigkeit und Bereitschaft, Kontakt zu suchen, kommt und geht je nach dem emotionalen Zustand der vermeidenden Person. In jedem Fall können jedoch weder die Eltern noch der Vermeider selbst die Intensität der Gefühle genau einschätzen. Und da das Sprechen eine beängstigende Aussicht ist, ist die Versuchung, sich in Schweigen zu hüllen, unwiderstehlich. Dies wiederum verstärkt Einsamkeit und Schmerz. Die natürliche Reaktion der Eltern in einer solchen Situation ist der Versuch, ihr Kind aus dieser Festung des Schweigens zu befreien. Solche »Rettungsversuche« können jedoch insofern fehlgeleitet sein, als sie die Motivation des Jugendlichen zum Sprechen sabotieren oder seine Zurückhaltung sogar noch verstärken können. Der Versuch, eine Verbindung herzustellen, ist wichtig, und die vermeidende Person wird die Bemühungen der Eltern, ein Gespräch zu beginnen, letztendlich positiv sehen – solange ihre Versuche nicht mit Druck oder Zwang verbunden sind.

Wenn Vermeidung in Aggression umschlägt

Der Verlust der Stimme des Vermeiders äußert sich also in der Regel durch Schweigen. Paradoxerweise kann er aber auch ganz gegenteilig nach außen dringen: Durch Schreien, Beschuldigungen und Wutausbrüche. Doch wie das Schweigen verbergen auch diese Ausbrüche die wahren Gefühle der vermeidenden Person. Jugendliche, die jeden Widerstand gegen ihr vermeidendes Verhalten mit einem Angriff kontern, stellen für Eltern eine besondere Herausforderung dar: Sie haben das Gefühl, dass fast alles, was sie sagen oder tun, eine Welle der Wut auslöst.

ELTERN: »Was hast du heute gemacht?«
JAKOB (14): »Hast du noch mehr dumme Fragen?«

Wie konnte eine gewöhnliche Frage wie diese eine so extreme Reaktion auslösen? Die Eltern meinten es zwar gut; sie wollten nur Interesse zeigen. Aber ihre harmlose Frage traf bei ihrem Sohn einen wunden Punkt und rief das Gefühl hervor, ausgeliefert, verletzlich und schwach zu sein. Wenn Jakob seine Gefühle ausdrücken könnte, würde er eher so etwas sagen:

»Diese Frage macht mich wütend, weil ich weiß, dass ihr wisst, dass es für mich ein heikles Thema ist, zu Hause zu bleiben, und dass ich mich deshalb schlecht fühle. Ich weiß, dass ihr euch sorgt und wissen wollt, was in meinem Leben vor sich geht, aber diese Frage fühlte sich an, als wolltet ihr mich verletzen. Vielleicht wäre eine andere Frage zielführender gewesen.«

Es versteht sich von selbst, dass ein durchschnittlicher Vermeider niemals in der Lage wäre, all dies zu artikulieren. Es bleibt also nur die Möglichkeit, sich ruhig zu verhalten oder sich zu wehren.

Aggression und Vermeidungsverhalten haben ihren Ursprung in einer anderen Konsequenz der Scham – dem Schmerz. Studien, in denen die Gehirnaktivität während Schamerfahrungen untersucht wurde, haben eine direkte Beziehung zwischen Scham und neuronalen Schmerzbahnen aufgezeigt.[39] Scham tut also wirklich weh, und wenn der Schmerz zuschlägt, reagiert die vermeidende Person, die von vornherein übermäßig schmerzempfindlich ist, aggressiv – so wie die meisten von uns, wenn wir körperlich verletzt worden sind.

Da Jakob sich seine wahren Gefühle nicht eingestehen kann, sind sich seine Eltern nicht bewusst, dass ihre Worte Schmerz verursachen könnten. Sie sind daher völlig verblüfft über seinen rüden Ausbruch. In einem solchen Fall wäre es nur natürlich, zurückzuschlagen oder sich abzuwenden. Eine konstruktivere Sichtweise wäre jedoch, das Verhalten des Kindes als ein Signal zu sehen, dass es von Scham überwältigt ist und seine Stimme verloren hat – das heißt, es ist vorübergehend nicht in der Lage, mit seinen Eltern zusammenzuarbeiten oder effektiv und respektvoll zu kommunizieren.

Das verbindende Sit-in

Jeder Versuch, eine vermeidende Person in ein Gespräch zu verwickeln, kann in Frustration, einem Gefühl der Hilflosigkeit und sogar Verzweiflung enden. Wie bereits erläutert, sieht eine solche Person jedes Gespräch als potenzielle Bedrohung an, da es Schamgefühle auslösen kann. Vor allem, wenn es sich um ein heikles Thema handelt. Vor ihrem geistigen Auge ist das Sprechen mit anderen also nicht nur mühsam, sondern mitunter auch gefährlich.

Warum ist Scham in einem solchen Fall die größte Bedrohung? Erstens, weil Gespräche Emotionen hervorrufen – sie können die Person traurig, wütend oder ängstlich machen. Eine vermeidende Person kann sich allein aufgrund des Erlebens solcher Emotionen stark schämen, weil sie sich dadurch entblößt und verletzlich fühlt. So wird der Selbstschutz zur obersten Priorität. Zweitens erinnern Gespräche den Vermeider an sein früheres Versagen und daran, dass er sowohl die Erwartungen anderer als auch die eigenen nicht erfüllt hat. Dies bestätigt sein Selbstbild, demzufolge er irgendwie »defekt« und wertlos ist. Das Ergebnis ist völliges Elend.

Misserfolge sorgen für beschämende Erinnerungen. Wenn Eltern mit ihrem vermeidenden Kind über einen Misserfolg sprechen wollen – sei es sein Vermeidungsverhalten, seine schlechten Noten, die vielen Stunden vor dem Computer – geht es in seinem Kopf gar nicht um das beabsichtigte Thema. Stattdessen empfindet es das Gespräch als Herausforderung. Es muss eine akute Schamerfahrung verarbeiten.

Vermeider haben natürlich keine Ahnung, dass ihre Schamreaktion das Gespräch beeinträchtigt. Sie können z. B. nicht sagen: »Im Moment achte ich darauf, nicht zu viel zu reden, weil ich befürchte, dass ich zu verletzlich werde, was mich später wütend auf mich oder euch machen könnte.« Sie begreifen jedoch unbewusst, dass Reden gefährlich ist und schlimme Folgen nach sich ziehen kann. Daher verzichten viele auf Gespräche und versuchen, ihre Probleme allein zu bewältigen.

Die Ziele der Intervention

Das »verbindende Sit-in« ist ein Gespräch, das darauf abzielt, Eltern und Kinder einander näher zu bringen und gleichzeitig die Haupthindernisse für eine Verbindung zu beseitigen. Ähnlich wie das Sit-in im Rahmen der ursprünglichen Neue Autorität-Lehre zielt es auf die Verbesserung der Eltern-Kind-Beziehung ab. Da das verbindende Sit-in jedoch auf das Problem der Vermeidung zugeschnitten ist, setzt es andere Mittel ein (siehe Tabelle 4).[40] Zu den Zielen der Intervention gehören:

1. Der vermeidenden Person eine Stimme geben. Sie ermutigen, mit ihren Erfahrungen in Kontakt zu treten und diese so genau wie möglich auszudrücken.
2. Die Verbindung zwischen Eltern und Kind stärken. Einen sicheren Raum für Gespräche schaffen.
3. Die Exposition allmählich steigern. Den Vermeidenden dabei helfen, sich in der Wahrnehmung anderer wohler zu fühlen. Ihre Toleranz gegenüber Verletzlichkeit erhöhen.

4. Den Eltern beibringen, wie sie als Team zusammenarbeiten können, um Vermeidungsverhalten während eines Gesprächs effektiv zu bewältigen.

Tabelle 4: Ursprüngliches Sit-in und verbindendes Sit-in

	Ursprüngliches Sit-in	Verbindendes Sit-in
Ziel	elterliche Präsenz demonstrieren	dem Kind helfen, mit sich selbst und den Eltern in Kontakt zu treten
Teilnehmer bzw. Teilnehmerinnen	mindestens zwei Erwachsene und das Kind	mindestens ein Erwachsener und das Kind
Intensität der Scham	hoch	niedrig
Dominierende Verhaltensweise	Eskalation	Vermeidung
Dauer der Intervention	länger	kurz
Lösungsansatz für die Eltern	handeln und protestieren	Kontaktaufnahme
Auswirkungen der Intervention auf das Kind	Selbstkontrolle steigern	sich öffnen und den Kontakt suchen

Anweisungen für die Eltern

Der Therapeut bzw. die Therapeutin wendet sich in einer Beratungssitzung mit den folgenden Worten an die Eltern:

»Lassen Sie uns lernen, das Kind in eine andere Art von Gespräch zu verwickeln als die, die Sie bisher versucht haben. Das Ziel ist nicht, einen Plan für ein bestimmtes Problem zu entwickeln, wie z. B. Schule schwänzen, zu viel Bildschirmzeit oder die Weigerung, das Zimmer zu verlassen. Vielmehr geht es darum, dem Kind die Möglichkeit zu geben, sich auszudrücken und mit sich selbst und mit Ihnen in Kontakt zu treten. Das Gespräch wird sehr kurz sein; Sie werden wahrscheinlich das Gefühl haben, dass Sie nicht viel weitergekommen sind. Aber genau das wollen wir ja: Langsam und stetig ist der richtige Weg. Denken Sie daran, dass in unserem Fall weniger mehr ist. Ein kleiner Schritt Ihrerseits wird Ihr Kind weniger einschüchtern; es wird sich nicht ausgeliefert oder durch Erwartungen belastet fühlen.«

Die Grundsätze des »verbindenden Sit-ins«:

1. Zwei Erwachsene nehmen unterschiedliche Rollen in dem Gespräch ein.
2. Das Gespräch ist nicht von der Mitarbeit des vermeidenden Kindes abhängig. Auch wenn das Kind völlig still bleibt, können die Eltern das Gespräch (miteinander) weiterführen.
3. Anfänglich müssen die Sit-ins kurz gehalten werden, nicht länger als fünf Minuten pro Sitzung; aber wenn das Kind lernt, sein Schamgefühl zu regulieren, können sie verlängert werden.
4. Jeder Elternteil spricht von sich selbst in der ersten Person Singular und sendet damit »Ich-Botschaften«. Die Verwendung von »wir« kann einschüchternd wirken, da das »wir« implizieren würde, dass die Einstellungen und Erfahrungen von beiden Elternteilen geteilt werden. Dieser Eindruck ist nicht zielführend.
5. Andererseits sollten die Eltern bei der Besprechung des Problems die erste Person Plural verwenden, um dem Kind zu vermitteln, dass sie das Problem als Familienangelegenheit betrachten und dass alle an einem Strang ziehen müssen, um eine Lösung zu finden, z. B.: »Wir werden das Problem gemeinsam angehen«, »Was jetzt passiert, ist eine Herausforderung für uns alle.«
6. Vermeiden Sie es, dem Kind Einsichten aufzuzwingen (»Du musst verstehen, dass du ein Problem hast und dich ändern musst«).
7. Das Gespräch wird so geführt, dass sich das Kind unterstützt und nicht isoliert fühlt.
8. Die Eltern sitzen nicht nebeneinander, sondern einer sitzt neben dem Kind, der andere weiter weg.
9. Die Eltern sollten es vermeiden, das Kind gleichzeitig anzusehen. Wenn ein Elternteil mit dem Kind spricht, schaut der andere die gerade sprechende Person an. Nur wenn das Kind spricht, können die Eltern es gleichzeitig ansehen.

10. Die Eltern sollten sich im Vorfeld auf das Gespräch vorbereiten, indem sie Spannungen und Erwartungen so weit wie möglich loslassen. Sie sollten das Sit-in gelassen und entspannt beginnen, was sich dann auch im Tonfall und in der Körpersprache widerspiegelt. Das verbindende Sit-in ist weder eine Demonstration noch eine Machtdemonstration. Es ist eher mit einem Treffen mit einem Freund vergleichbar, der in Not ist, aber keine Hilfe will.
11. Es ist nicht notwendig, dass beide Elternteile während des gesamten Gesprächs anwesend sind. Wenn das Kind sich in der Interaktion mit einem Elternteil wohler fühlt, kann der andere den Raum verlassen.

Wie man die Rollen aufteilt

Im Gespräch mit dem Kind bilden beide Elternteile in der Regel eine geschlossene Front. Die meisten Elterntrainingsmodelle ermutigen beide Elternteile, konsequent als Team zu arbeiten. Im Umgang mit einem Vermeider geht dieser Ansatz jedoch nach hinten los, weil er sich von Anfang an isoliert und vom Rest der Familie entfremdet fühlt. Wir versuchen, das Szenario »zwei gegen einen« zu verhindern, indem wir jedem Elternteil eine andere Rolle zuschreiben: die eine Person leitet das Gespräch und die andere assistiert einfühlsam.

Die Rolle der Gesprächsleitung umfasst:

- Initiierung, Gestaltung und Führung des Gesprächs.
- Wiederholtes Beruhigen des Kindes.
- Themen offenlegen, die das Kind wahrscheinlich als beschämend empfindet.
- Dem Kind helfen, eine Stimme zu entwickeln, indem es seine Erfahrungen artikuliert und mitteilt.

Die Rolle der empathischen Assistenz umfasst Folgendes:

- Das Gespräch auch im Falle einer scheinbaren Sackgasse am Laufen halten.
- Den Gesprächsfluss nicht abreißen lassen: Wenn das Kind schweigt, übernimmt der empathische Assistent bzw. die Assistentin und füllt die Lücke.

- Sich auf die Seite des Kindes stellen: erklären, warum das Verhalten des Kindes gerechtfertigt ist und Sinn ergibt.
- Eskalation verringern und Feindseligkeit durch Entschärfung von Spannungen und beruhigende Bemerkungen abbauen: »Wir sind alle hier, weil wir wollen, dass die Dinge besser werden.« »Wir sind für dich da.«
- Ermutigen und Hoffnung vermitteln, vor allem wenn Anzeichen von Hoffnungslosigkeit auftreten: »Wir wissen, dass es schwer ist, aber wir glauben an dich«.

Wie man anfängt

Ein Elternteil, zum Beispiel der Vater, betritt das Zimmer des Kindes und sagt:

»Mama und ich würden gerne mit dir sprechen. Wir versprechen, es kurz zu machen.« Wenn das Kind am Computer spielt und sagt: »Ich bin mitten in einem Spiel, du störst«, sollte der Elternteil nicht darauf bestehen. Vielmehr sollte er flexibel sein und etwas sagen wie: »Okay, wir kommen um 20 Uhr wieder, dann kannst du dein Spiel zu Ende spielen.« Auf diese Weise geben die Eltern dem Kind eine Vorwarnung, was sehr ratsam ist. Wenn die Eltern wiederkommen, können sie ein Stück Pizza, einen Hamburger, ein Stück Kuchen oder etwas anderes mitbringen, das das Kind trösten könnte. Die Person, die das Gespräch leitet, sollte mit den Worten beginnen: »Max, wir sind hier, um ein kurzes Gespräch zu führen …«. Wenn das Kind nicht antwortet oder etwas Negatives sagt wie »Ich habe keine Lust«, sollte sie trotzdem fortfahren und zum Beispiel sagen, dass die Eltern wissen, dass ihrem Sohn das Gespräch unangenehm sein wird:

»Ich weiß, dass du solche Gespräche nicht magst und sogar hasst …«

»Ich weiß, dass du nicht in der Stimmung bist, über die Schule zu reden, aber wir müssen darüber reden, und wir versprechen, es kurz zu halten.«

Oder der das Gespräch leitende Elternteil kann eine Bemerkung machen, die besagt, dass die Eltern -

- *das Kind nicht verletzen wollen:* »Ich möchte reden, aber ich habe nicht die Absicht, dich zu verletzen oder zu kränken.«

- *ihr Bestes tun werden, um sich mit Kritik zurückzuhalten und nicht urteilend aufzutreten:* »Ich will dich nicht kritisieren oder dir ein schlechtes Gewissen machen, ich will nur verstehen …«
- *zugeben, dass der Austausch sehr wahrscheinlich mit Druck verbunden ist:* »Ich weiß, dass wir dir ständig Vorträge darüber halten, und das ist ziemlich nervig …«

Natürlich sind diese Botschaften keine Garantie dafür, dass das Kind gesprächsbereit ist, aber sie erhöhen die Wahrscheinlichkeit, dass es moderater und respektvoller reagiert.

Dann kann die Gesprächsleitung auf den Punkt kommen:

- »Mir ist aufgefallen, dass du nicht mit uns zu Abend gegessen hast, was ist los?«
- »Mir ist aufgefallen, dass du die ganze Nacht am Computer gespielt hast, was ist los?«
- »Ich habe gehört, dass es für dich schwierig ist, nach der Pause wieder in den Unterricht zu kommen, was ist da los?«
- »Ich habe bemerkt, dass es dir schwer fällt, das Projekt in der Robotik zu beginnen, wie sieht es damit aus?«

Wenn das Kind schweigt oder »Ich weiß es nicht« sagt, kann die das Gespräch leitende Person mit einer *Multiple-Choice-Frage* fortfahren (siehe Kapitel 3):
»Isst du nicht mit uns zu Abend?«
A. »Weil es dir keinen Spaß macht?«
B. »Weil du im Computerspiel nichts Wichtiges verpassen willst?«
C. »Oder ist es etwas anderes?«

Wenn das Kind eine der Optionen wählt und z. B. sagt: »Es macht mir keinen Spaß«, sollte die Gesprächsleitung die Legitimität des Standpunkts des Kindes anerkennen und es auffordern, ihn zu erläutern, und zwar nach dem folgenden Muster:

»Kannst du uns ein bisschen mehr darüber erzählen?« oder »Das wusste ich nicht, es ist gut, dass du uns deine Gefühle darüber mitteilst, ich möchte mehr verstehen …«

Wenn das Kind jedoch keine der Optionen auswählt und immer noch nicht spricht oder mit einem oberflächlichen »weiß nicht« antwortet, sollte die empathische Assistenz sofort in das Gespräch eingreifen. Unsere Erfahrung zeigt, dass es höchstens drei »weiß nicht« braucht, bis der Elternteil, der das Gespräch leitet, die Geduld verliert, frustriert wird und einen feindseligen Ton anschlägt. Die empathische Assistenz muss die Situation retten, indem sie sich für das Kind einsetzt:

»Ich verstehe, Max, dass du nicht weißt, was du sagen sollst. Ich hätte auch ein Problem damit, Antworten zu finden, wenn meine Eltern aus dem Nichts ein Gespräch mit mir beginnen würden. Aber wenn ich raten müsste, würde ich sagen, dass B nahe an der Wahrheit ist. Es ist verständlich, dass Max sich Sorgen macht, er könnte etwas Wichtiges im Spiel verpassen. Habe ich es richtig verstanden, Max? Bin ich auf dem richtigen Weg?«

MAX: »Ja, so ähnlich …«
EMPATHISCHE ASSISTENZ: »Kannst du mehr sagen …?«
MAX: »Alle anderen spielen, ich verpasse es.«

Wie offen darf im Sit-in gesprochen werden? Eine Gratwanderung

Vermeidende Menschen können in Gesprächen sehr empfindlich sein. Daher steht man immer vor der Frage, ob man weitermachen soll – auch auf die Gefahr hin, einen wunden Punkt zu treffen und Scham hervorzurufen – oder ob man besser aufhört. Ein Abbruch des Gesprächs würde dieses Risiko natürlich beseitigen, aber dann würde der betroffenen Person die dringend benötigte Hilfe vorenthalten werden, die sie wiederum anspornen könnte, einen Weg aus der emotionalen Sackgasse zu finden. Vor diesem Hintergrund hängt eine gute Entscheidung also einerseits davon ab, wie viel Scham der Vermeider ertragen kann, und andererseits von einer genauen Einschätzung dieser Fähigkeit. Bei einem hochsensiblen Vermeider wäre ein kurzes, neutrales Gespräch wahrscheinlich optimal. Wenn sich die Schamtoleranz der fraglichen Person verbessert, kann man einen längeren und emotional komplexeren Dialog versuchen.

Schauen wir uns ein Beispiel für ein vollständiges Sit-in an:

Gesprächsleiter: »Ich möchte wirklich gerne wissen, wie es um dich steht. Du warst in den letzten zwei Wochen nicht in der Schule, und ich frage mich, wie sich das auf dich auswirkt.«

David (immer noch mit Kopfhörern auf dem Kopf, antwortet nicht).

Empathische Assistentin (merkt, dass der Gesprächsleiter langsam die Geduld verliert): »David, bitte nimm die Kopfhörer ab; es ist ein kurzes Gespräch und es ist wirklich wichtig, dass wir alle hören, was jeder zu sagen hat.«

David (nimmt die Kopfhörer ab): »Was?«

Gesprächsleiter: »Wie hast du deine Zeit verbracht, David?«

David: »Mit spielen.«

Gesprächsleiter: »Kannst du mir mehr davon erzählen?«

David: »League of Legends.«

Gesprächsleiter: »Kannst du mir ein wenig über das Spiel erzählen?«

David: »Was? Jetzt?«

Empathische Assistentin: »David, ich weiß, es klingt seltsam, dass sich dein Vater für das Spiel interessiert, aber ich glaube, er meint es ernst, er will es wirklich wissen.«

David (zum Gesprächsleiter): »Aber findet ihr nicht, dass es reine Zeitverschwendung ist?«

Gesprächsleiter: »Wie meinst du das?«

David: »Du hast mir schon so oft gesagt, dass ich meine Zeit verschwende.«

Gesprächsleiter: »Es tut mir leid, dass ich diese Dinge gesagt habe. Ich habe es nicht verstanden. Jetzt möchte ich die Dinge anders machen.«

David: (gibt keine Antwort)

Empathische Assistentin (stellt fest, dass David für den Moment genug Konfrontation durch den Gesprächsleiter ausgesetzt war und wendet sich an den Vater): »Was du gerade gesagt hast, war sehr nett. Aber an Davids Stelle würde ich sehen wollen, dass du es wirklich ernst meinst.«

Gesprächsleiter: »Ich werde es versuchen, versprochen. Okay, ich werde mir eine Pizza holen. Hat jemand Lust auf etwas Besonderes?«

Es ist sehr wichtig, dass die Eltern wissen, wann sie aufhören müssen, denn für ihr vermeidendes Kind ist selbst ein so kurzer Austausch eine qualvolle Tortur. Indem sie das Gespräch abkürzen, haben die Eltern ihrem Sohn gerade erlaubt, sein Gesicht zu wahren. Eine kurze Begegnung dieser Art mildert die Verletzlichkeit des Vermeiders und bietet eine sicherere und positivere Erfahrung als ein längeres Gespräch oder ein Vortrag. Mit vermeidenden Menschen über emotionale Probleme zu sprechen, erfordert Zeit und Geduld. Sie haben ihr eigenes Tempo, wenn es darum geht, sich selbst und anderen gegenüber zuzugeben, dass sie Schwierigkeiten haben und Dinge anders machen müssen. Wenn die Eltern in bester Absicht versuchen, ihr Kind zu drängen, wird es einfach nicht mithalten können, sich weigern zu kooperieren, sich isolieren und weiterhin das tun, von dem es tief im Inneren weiß, dass es schädlich ist. Um die Fähigkeit ihres Kindes zur Emotionsregulierung zu entwickeln, sollten die Eltern es schrittweise mit seinen Gefühlen konfrontieren. Kurze Gespräche, die ihnen vielleicht sinnlos erscheinen, können mitunter sehr sinnvoll sein.

Häufige Fehler

Einer der Vorteile dieser Intervention ist, dass die Eltern aus ihren Fehlern lernen und das nächste Gespräch mit ihrem vermeidenden Kind effektiver gestalten können. Es gibt jedoch einige häufige Fehler, derer sich die Eltern bewusst sein sollten:

- Die vermeidende Person fragen: »Was können wir als Eltern tun, um dir zu helfen, voranzukommen?« Diese Frage frustriert Vermeider, weil sie selbst ahnungslos sind.
- Den Vermeider fragen: »Warum verhältst du dich so (Schule schwänzen, nicht das Zimmer verlassen etc.)?« Auch hierauf weiß die betroffene Person keine Antwort. Wie die vorherige Frage führt sie nur zu Frustration und erhöht das Schamgefühl.
- Den Vermeider zwingen, den Eltern in die Augen zu sehen.
- Die vermeidende Person zwingen, nicht mehr am Computer zu spielen oder das Handy wegzulegen und dabei z. B. das Netzkabel herausziehen.
- Den Vermeider zwingen, zu antworten, zuzustimmen oder sich zu einer bestimmten Vorgehensweise zu verpflichten.
- Einen Plan entwickeln wollen. Leider scheitern die meisten Pläne, die zu Beginn des Prozesses entwickelt werden, was die ohnehin

schon lange Liste der Misserfolge des Kindes noch verlängert und seine Angst vor den Erwartungen noch vergrößert.

Gespräche, mit all ihren Tücken und Hürden, sind immer noch der direkteste Weg zur Regulierung der Scham. So unangenehm sich die vermeidende Person bei einem verbindenden Sit-in auch fühlen mag und so sehr sie auch versucht, sich um jeden Preis einem Dialog zu entziehen, sind Gespräche immer noch das wirksamste Mittel, um die schambedingte Vermeidung zu verringern. Im Großen und Ganzen – und im Rahmen der Vernunft – sind die Ergebnisse umso besser, je mehr Gesprächsversuche die Eltern unternehmen. Mit der Zeit werden sowohl die Eltern als auch das Kind immer geschickter darin, die Zeichen zu erkennen, wann sie reden, wann sie zuhören und wann sie das Gespräch beenden sollten. Letztendlich wird aus dem, was als verbindendes Sit-in begann, ein normales hilfreiches Gespräch.

KAPITEL 5

Mit der Gruppe in Kontakt treten: Zugehörigkeit kultivieren

Übersicht

Vermeidern fällt es schwer, sich ihr Bedürfnis nach Zugehörigkeit einzugestehen. Das Gefühl, nicht dazuzugehören, ist schmerzhaft und lässt sich nicht leicht ausdrücken, so dass sie es vorziehen, sich davon zu distanzieren. Die Eltern ihrerseits erkennen, dass der Aufbau sozialer Beziehungen für das Wohlbefinden ihres Kindes von entscheidender Bedeutung ist, und bemühen sich nach Kräften, solche Bindungen zu fördern. Allerdings kann der Vermeider erst dann den Willen und den Mut aufbringen, sich wieder einer Gruppe (Schule, Sportverein, Arbeitsplatz) anzuschließen, wenn er gewisse Fortschritte bei der Regulierung der Scham gemacht hat. Die Eltern können dabei helfen, indem sie die sozialen Fähigkeiten betonen, die das Kind durch das Spielen am Computer erworben hat, indem sie das Vermeiden als ein nicht völlig negatives Verhaltensmuster darstellen und indem sie sich Unterstützung von anderen holen.

Ziele

- Den Eltern die Herausforderungen auf dem Weg zu einem Gefühl der Zugehörigkeit erklären.
- Die Beziehung zwischen Computerspielen und Zugehörigkeit diskutieren.
- Fragen vorschlagen, die die sozialen Fähigkeiten hervorheben, die das Kind durch das Spielen am Computer erworben hat.
- Anleitung zu praktischen Möglichkeiten, andere zur Unterstützung einzubeziehen.
- Vermeidung positiv umdeuten, um Stolz und Mitgefühl für sich selbst zu wecken.
- Die Eltern auf Rückfälle vorbereiten.

Die Herausforderungen der Zugehörigkeit

Anfangs halten sich Vermeider von anderen fern, um sich nicht verletzt, schwach und minderwertig zu fühlen. Mit der Zeit gelangen sie dann zu der Überzeugung, dass sie kein Recht haben, dazuzugehören, und bleiben deshalb zu Hause. Je länger die Isolation andauert, desto geringer wird der Drang, mit anderen zusammen zu sein.

Wie bei Menschen, die mit dem Essen aufhören und die Lust daran verlieren, kann die Beendigung sozialer Aktivitäten den Wunsch nach Begegnungen mit anderen Menschen und die Fähigkeit, soziale Interaktionen zu genießen, verringern. Längeres Alleinsein führt dazu, dass sich Vermeider noch mehr abkapseln und jeden sozialen Kontakt scheuen. Mit der Zeit nimmt auch ihre Verletzlichkeit zu, so dass andere Kinder und Erwachsene als Bedrohung wahrgenommen werden, die extreme Schutzmaßnahmen erfordert. Selbst Familienmitglieder, die früher einen sicheren Hafen boten, werden als Bedrohung empfunden und müssen auf Abstand gehalten werden.

Viele vermeidende Personen schämen sich sehr, weil sie sich nicht als Teil der Gruppe fühlen können. Insgeheim befürchten sie, dass ihre Freunde sie nicht wirklich mögen oder respektieren. Sie zwingen sich vielleicht dazu, sich an ihr soziales Umfeld anzupassen, fühlen sich aber innerlich immer noch anders.

SARA: »Ich hatte das Gefühl, ich gehöre nicht dazu.«

ELTERNTEIL: »Das Gefühl, nicht dazuzugehören, ist sehr wichtig. Solche Gefühle können einem viel über sich selbst verraten.«

SARA: »Was zum Beispiel?«

ELTERNTEIL: »Was du magst und was du nicht magst, was deine Werte sind. Es ist eine Botschaft, dass du anders bist, einzigartig und dass du dich nicht ändern wirst, nur um wie alle anderen zu sein. Es bedeutet, dass du deinen eigenen Stil hast. Es ist eine Erinnerung daran, dass du ein Individuum bist.«

Die wenigsten von uns haben das Glück, dass ihnen beigebracht wurde, wie man mit einem empfundenen Mangel an Zugehörigkeit umgeht. Es ist eine Erfahrung, über die nicht viel gesprochen wird, und bei der Bewältigung sind wir weitgehend auf uns selbst gestellt. Vermeidung ist der Versuch, das Problem der fehlenden Zugehörigkeit zu lösen und der Anstrengung zu entgehen, mit anderen in Kontakt zu treten.

Über viele Generationen hinweg waren junge Menschen begierig darauf, die Schule zu besuchen und an anderen sozialen Aktivitäten teilzunehmen, gerade weil sie ihnen soziale Interaktion ermöglichten. In unserer Generation ist die Situation umgekehrt: In die Schule zu gehen kann Isolation, Einsamkeit und Angst bedeuten, und zu Hause zu bleiben ist im Vergleich dazu schmerzlos. Natürlich gab es auch in der Vergangenheit Jugendliche, die sich nicht zugehörig gefühlt haben, aber sie waren gewissermaßen gezwungen, »mitzumachen«, weil es keine andere Alternative gab. Heute kann man andere Gleichaltrige online finden und mit ihnen in Kontakt treten und sich so die Unannehmlichkeiten und die Frustration ersparen, die mit dem Besuch von Schulen, Familientreffen usw. verbunden sind – und gleichzeitig das quälende Gefühl des Nicht-Dazugehörens verstecken.

Die Zugehörigkeit zu einer Gruppe ist für eine normale Entwicklung von größter Bedeutung. Positive Emotionen wie Glück, Freude, Ruhe und Zufriedenheit stellen sich ein, wenn Menschen das Gefühl haben, Teil einer Gruppe zu sein, die sie mit offenen Armen empfängt. Umgekehrt werden Menschen, die das Gefühl haben, nicht dazuzugehören, abgelehnt oder zum Sündenbock gemacht zu werden, von starken negativen Emotionen heimgesucht und können Ängste und Depressionen entwickeln.[41] Zugehörigkeit ist eine Quelle der Sicherheit und des Status, wobei erstere Ängste reduziert und letztere den Selbstwert erhöht und das Schamgefühl mildert. Da die Gruppe für das Funktionieren des Menschen unerlässlich ist, hat die Evolution Mechanismen gefördert, die die Motivation zur Aufrechterhaltung sozialer Beziehungen stärken: Wir empfinden es als lohnend, mit anderen in Kontakt zu kommen, und erleben positive Gefühle wie Freude und Vergnügen. Die Trennung von anderen löst dagegen negative Gefühle wie Scham, Angst, Traurigkeit und Langeweile aus, und die Gehirnbereiche, die dabei aktiviert werden, ähneln denen, die auf körperlichen Schmerz reagieren. Vermeidende Menschen, die empfindlicher auf Ablehnung reagieren, versuchen, sich auf einen zu erwartenden Schlag vorzubereiten und sind auf jedes Anzeichen von Distanzierung oder

Kränkung eingestellt. Tragischerweise interpretieren sie in ihrem Bemühen, Schmerz zu vermeiden, oft das neutrale und sogar positive Verhalten anderer als Ablehnung, was sie wiederum verletzt und schmerzt.

Fremdbestimmt

Zugehörigkeit bedeutet ein Gleichgewicht zwischen Getrenntsein und Zusammengehörigkeit, zwischen Enthüllen und Verbergen. Wenn ein solches Gleichgewicht erreicht ist, fühlt sich eine Person sicher, geborgen und von anderen akzeptiert. Vermeider neigen dazu, sich mit diesen gegensätzlichen Anforderungen abzumühen. Wenn es ihnen nicht gelingt, sie in Einklang zu bringen, gehen sie oftmals dazu über, in Begriffen von Schwarz und Weiß zu denken, alles oder nichts. Diese Haltungen beruhen auf der Überzeugung, dass:

1. Sie die Einzigen sind, die sich nicht zugehörig fühlen.
2. Die Lösung für die Zugehörigkeit Konformität ist – also so zu sein wie die anderen.
3. Sie nicht wie die anderen werden können und sich deshalb zurückziehen und an nichts mehr teilnehmen sollten.

Vermeider meiden ihr soziales Umfeld, räumen ihrer Umgebung aber gleichzeitig eine enorme Macht bei der Festlegung ihres persönlichen Wertes ein. Obwohl sie sich scheinbar nicht dafür interessieren, was andere tun oder denken, ist es ihnen in Wirklichkeit viel zu wichtig. Wenn sich ein solcher Mensch in der Gesellschaft anderer befindet, ist er ständig damit beschäftigt, was diese über ihn denken könnten, und kommt in der Regel zu dem Schluss, dass die Meinungen über ihn durchweg negativ sind. Er hat das Gefühl, dass er ein »wandelnder Witz« ist, ein Objekt des Spottes, und dass es das einzig Richtige ist, sich zu verstecken und zu verschwinden.

Scham gibt uns Aufschluss über unseren sozialen Status und macht uns daher besonders sensibel für die Reaktionen anderer. Vermeidende Menschen, deren Fähigkeiten zur Schamregulation wenig ausgeprägt sind, sind immer bereit, sich zu verstecken. So wie sich Adam und Eva ihrer Nacktheit bewusst wurden und in Deckung gingen, nachdem sie von der verbotenen Frucht gegessen hatten, versuchen Vermeider immer, sich vor den Augen anderer zu schützen und auszuweichen.

Sie reagieren empfindlich, wenn sie sich beobachtet fühlen und versuchen, sich zu verstecken. Ironischerweise – und vielleicht auch tragischerweise – zieht gerade dieser Impuls Auffälligkeiten und entsprechend verächtliche Blicke nach sich. Dies wird besonders deutlich, wenn sich die betroffenen Personen z. B. die Haare lang wachsen lassen oder mitten im Sommer Kapuzenpullis tragen – also etwas tun, das nur noch mehr Aufmerksamkeit auf sie lenkt.

Das Schweigen, das Trennung, fehlende Zugehörigkeit und Entfremdung weitgehend durchdringt, hält diese Zustände ebenfalls aufrecht.[42] Vermeidende Menschen können ihr Bedürfnis nach Zugehörigkeit und ihr Gefühl der Minderwertigkeit gegenüber anderen nicht ohne Weiteres zugeben. Wenn sie diese Gefühle zur Sprache bringen, werden sie oft darüber belehrt, wie sie sich eigentlich fühlen sollten. Es ist schmerzhaft für die Eltern, vom Leid ihrer Kinder zu hören, und sie versuchen, sie vom Gegenteil zu überzeugen. Dies führt dazu, dass sich der Vermeider bloß noch stärker entwertet fühlt und noch mehr für sich behalten will.

Die eigene Sichtbarkeit kontrollieren

Eltern wissen nur zu gut, dass ihr vermeidendes Kind, das im Allgemeinen still und zurückhaltend ist, vor dem Computer redselig, wortgewandt und spontan sein kann. Diese Diskrepanz ist damit zu erklären, dass das Kind beim Spielen am Computer die Kontrolle über seine Sichtbarkeit hat. Da vermeidende Kinder sehr empfindlich reagieren, wenn sie sich beobachtet fühlen, veranlasst sie das Sprechen »aus dem Verborgenen heraus«, sich zu öffnen und auf eine Weise zu kommunizieren, die ihnen unter anderen Umständen zu riskant erscheinen würde. Entscheidend ist, dass Computerspiele verschiedene Ebenen der Sichtbarkeit bieten, die sich wiederum für unterschiedliche Fähigkeiten eignen:

- Nonverbal kommunizieren – durch das Spiel allein.
- Kommunikation per Text – Vorlieben und Einwände schriftlich äußern.
- Sprachchats – damit andere einen hören können.

- Offene Kamera – zeigt das Gesicht.

Diese Modalitäten spiegeln verschiedene Ebenen der Intimität, der Bedeutung der Beziehung und des Gefühls der Sicherheit wider. Die Fähigkeit, von einer Stufe zur nächsten zu gelangen, kann eine Quelle des Stolzes sein und das Selbstwertgefühl stärken. Eltern können mit ihrem vermeidenden Kind produktive Gespräche über diese Themen führen, indem sie Fragen wie die folgenden stellen:

- Wie entscheidest du, ob du eine SMS schreiben oder eine Sprachnachricht schicken möchtest?
- Erzählst du mir, wie du das erste Mal beim Spielen die Kamera angemacht hast?
- Was ist deine größte Angst, wenn du die Kamera anmachst?
- Was glaubst du, was in den Köpfen der anderen Spieler vorging, als sie dich gesehen haben?
- Wie hast du den Mut gefunden, zu den anderen zu sprechen?

Das geheime Sozialleben der Vermeider

Vermeider, die sich jeder persönlichen Interaktion entziehen, können dennoch Beziehungen über den Computer führen. Beim Spielen müssen sie sich öffnen, Verletzlichkeit tolerieren und mit anderen in Kontakt treten. Sie berichten, dass sie im Spiel alle möglichen Themen miteinander besprechen. Gerät das Gespräch ins Stocken, spielen sie einfach weiter. Es gibt also immer die Möglichkeit, die Kommunikation aufrechtzuerhalten, und ein Mittel, um Schweigen in Verbindung zu verwandeln. Es scheint, als ob die Technologie die Funktion eines »sozialen Klebstoffs« übernommen hat und so ein Gefühl der Zugehörigkeit schafft.

Intimität entwickelt sich durch wiederholte Begegnungen, und diese sind für Vermeider ohne Computerspiele als »Vermittler« unwahrscheinlich. Mit Freunden zu zocken ist ein effektiver Weg, um Freundschaften zu stärken und den eigenen sozialen Kreis zu erweitern, da sich so viele der Hürden des persönlichen Kontakts umgehen lassen.

Computerspiele mit anderen zu spielen, bedeutet für Vermeider eine neue Erfahrung – die Zugehörigkeit zu einer Gruppe. Das Spielen ermöglicht es ihnen, verständnisvoller und einfühlsamer zu werden. Es macht es ihnen leichter, sich um andere zu kümmern und Zuwendung und Aufmerksamkeit ohne Skepsis oder Zynismus anzunehmen.

Für vermeidende Personen kann das gemeinsame Spiel am PC eine gemeinschaftliche Solidarität und sogar eine Art Stammeskameradschaft fördern, eine Einheit mit anderen, die ein gemeinsames Interesse und eine Reihe von Werten teilen. In einer solchen Gruppe verwandeln sich Isolation und Selbstzweifel in Frieden, Sicherheit, Verbundenheit und Euphorie. Aus dieser Verbindung entstehen neue Freundschaften, die wiederum die Einsamkeit in Schach halten. Durch die Zugehörigkeit zu einer Gruppe empfindet der vermeidende Mensch endlich Verbundenheit, Stolz und Begeisterung.

Computerspiele fördern das Gefühl der Gleichheit, was den Kontakt zu anderen erleichtert. Soziale Spannungen, Unsicherheit und Misstrauen werden abgebaut, so dass sich Vermeider in der Gesellschaft anderer wohler fühlen. Das Spielen hilft ihnen, die Gegenseitigkeit von Beziehungen auf eine Art und Weise zu verstehen, wie sie es vorher nicht konnten. Die gemeinsame Aktivität fördert Nähe und Zugehörigkeit und weckt den Wunsch, nett und fair zu sein. Das gemeinsame Spiel führt zu gegenseitiger Anerkennung und Akzeptanz. Dieses neu gewonnene Vertrauen, auch wenn es nur vorübergehend ist, hilft der vermeidenden Person, sich sicher genug zu fühlen, um mit Menschen zu interagieren, die sie unter normalen Umständen ängstigen würden.

All diese Vorteile haben jedoch einen hohen Preis: Wenn sich der Vermeider mit Freunden trifft, ist er immer an einen Bildschirm gebunden.

Damit greift die Dichotomie zwischen Leben und Spiel (siehe Kapitel 3) auch in den sozialen Bereich ein. Viele Computerspiele setzen voraus, dass die Beteiligten effektiv miteinander kommunizieren, sonst haben sie keine Chance auf Erfolg. Die dafür benötigten Fähigkeiten verschwinden jedoch bei persönlichen Begegnungen – zumindest aus der Sicht der vermeidenden Person. Während gemeinsames Zocken Intimität und Geselligkeit fördert, assoziieren Vermeider das Treffen mit Freunden und Freundinnen von Angesicht zu Angesicht mit Entfremdung, Unzufriedenheit und Ängsten. Hinzu kommt, dass die sozialen Fähigkeiten, die sie beim Spielen am

Computer zu entwickeln glauben – der »Flow«, der Witz, die Offenheit – nicht unbedingt auf andere Situationen übertragbar sind und in hohem Maße vom Spiel abhängig bleiben.

Genau aus diesem Grund verbringen Vermeider so viel Zeit vor dem Computer: Nur dort können sie sich mit anderen Menschen verbunden fühlen. Wir neigen dazu, solche Online-Beziehungen als »nicht real« oder »virtuell« zu betrachten und ihnen damit ihren Wert abzusprechen. Dabei haben sie das Potenzial, zur Entwicklung der vermeidenden Personen beizutragen. Darüber hinaus führt unsere eigene negative Einstellung dazu, dass der Vermeider selbst diese Begegnungen als unbedeutend und unnötig ansieht und seine sozialen Fähigkeiten nicht erkennen und anerkennen kann. Die folgenden Fragen zielen darauf ab, das Gegenteil zu erreichen, d. h. beide Teile des Lebens des Vermeiders miteinander zu verbinden – indem sowohl sein Bedürfnis nach sozialer Interaktion als auch seine sozialen Fähigkeiten betont werden:

Fragen, die das soziale Verständnis und die soziale Kompetenz fördern sollen

- Wie findet man durch Computerspiele Freunde?
- Wer ist dein Lieblingsspieler? Warum?
- Wie reagieren andere auf deinen Spielstil?
- Welche Position/Stellung hast du in der Gruppe? Bist du damit zufrieden?
- Bist du ein Teamplayer?
- Wann spielst du lieber mit anderen und wann alleine?
- Wie gehst du mit »toxischen« Spielern um?
- Wie fühlt es sich an, mit anderen zu spielen, dazuzugehören?

Durch Computerspiele erlernen Vermeider soziale Fähigkeiten, die zuvor auf Spielplätzen erworben wurden, ohne die Aufsicht von Erwachsenen. Computerspiele werden fälschlicherweise als Verstärker und Auslöser von Aggressionen angesehen, und ihr Potenzial zur Förderung von Empathie und gegenseitigem Verständnis wird fast gänzlich übersehen. Empathie ist im Wesentlichen die Fähigkeit, sich in die Lage des anderen bzw. der anderen zu versetzen. Durch Empathie können wir die Emotionen unseres Gegenübers nachempfinden, den Blick in seinen oder ihren Augen spiegeln und sogar unseren Herzschlag an den der anderen Person anpassen. Eine solche »Synchronisation« findet auch in einem Computerspiel statt.[43] Vermeider können diesen Effekt spüren, sind sich dessen aber nicht bewusst. Dennoch verstehen sie das Endergebnis: In Computerspielen ist es viel einfacher, mit anderen in Kontakt zu treten als im Alltag.

Die Suche nach dem Sinn

Sich zu öffnen und mit anderen in Kontakt zu treten, ist eine Voraussetzung für die Entwicklung sozialer Kompetenzen und für ein Gefühl der Zugehörigkeit und Gemeinschaft. Diese Handlungen leisten jedoch mehr als das: Sie geben dem Leben einen Sinn.

Viele Vermeider spielen am Computer, weil es ihnen an Sinn fehlt; genauer gesagt, weil sie von sich selbst und anderen getrennt sind und keinen Zugang zu primären Sinnquellen haben. Ohne Ziel vor Augen hängen sie lustlos, unbeteiligt und desinteressiert herum. Doch sobald der Computer eingeschaltet wird, öffnet sich ihnen eine Welt voller Möglichkeiten.

Sinn ist das Gefühl, dass wir Teil von etwas Größerem sind als wir selbst.[44] Es ist die Überzeugung, dass unser Handeln über unser persönliches Leben hinaus von Bedeutung ist. Damit unser Leben sinnvoll ist, muss unser tägliches Streben auf ein übergeordnetes Ziel ausgerichtet sein – je größer, desto besser. Über sich selbst hinauszuwachsen, indem wir hohe Ziele anstreben und wissen, dass unsere Handlungen einen Beitrag für andere leisten – das ist es, was die Vermeider von heute erreichen. Nicht durch Religion, politisches Engagement oder sozialen Aktivismus, sondern durch Computerspiele. In der Vergangenheit haben die Menschen ihren Sinn in der Arbeit auf dem Feld, in der Natur, in ihrem Beruf, in der Zugehörigkeit zu einer Gemeinschaft oder in ihrer Rolle innerhalb der Familie gefunden. Diese Quellen sind nun versiegt, und die technologische Revolution hat ihre Erosion noch beschleunigt.

Andere zur Unterstützung einbinden – ein paar Grundsätze

Angesichts des Mangels an akzeptablen Sinnquellen leiden vermeidende Menschen unter einem chronischen Mangel an diesem unverzichtbaren Gut, der sich in Langeweile und Lustlosigkeit äußert. Computerspiele stillen zwar die Sehnsucht der Vermeider nach Sinn, schaffen aber auch ein neues Problem: Sinn wird nur innerhalb des Spiels erreicht, nicht außerhalb.

In ihrem Bemühen, ihr vermeidendes Kind mit der Außenwelt in Kontakt zu bringen, ziehen die Eltern manchmal andere Personen hinzu, die sich um sein Wohlergehen sorgen (Verwandte, Schulpersonal, Freunde), in der Hoffnung, dass es diesen gelingt, eine Verbindung zu ihm herzustellen. Sie sind jedoch schnell entmutigt, wenn sie feststellen, dass solche individuellen Begegnungen das Kind nicht aus seiner selbst auferlegten Einsamkeit und Isolation befreien.

Auch wenn diese Begegnungen nicht ausreichen, um das vermeidende Kind sofort mit anderen in Kontakt zu bringen, so sind sie doch von großer Bedeutung. Auf diese Weise kann sich das Kind allmählich daran gewöhnen, »gesehen zu werden«. Der kumulative Effekt vieler solcher Erfahrungen trägt dazu bei, die Scham und die Angst des Kindes und damit auch seine Furcht vor dem Umgang mit Menschen zu verringern.

Die folgenden Leitlinien können den Eltern helfen, die Unterstützer und Unterstützerinnen bestmöglich einzubinden:

1. Die Aufgabe der unterstützenden Personen besteht *nicht* darin, eine Lösung für das Problem zu finden (z. B. das Kind aufzufordern, die Schule zu besuchen, oder es zu überzeugen, an einer sozialen Veranstaltung teilzunehmen), sondern lediglich darin, den Kontakt herzustellen. Der wahrscheinlich häufigste Fehler, der dazu führt, dass selbst die eifrigsten Unterstützungsversuche ins Leere laufen, ist, dass man es zu sehr versucht – etwa wenn eine Lehrerin oder ein Studienberater den Vermeider besucht und beide einen Plan entwickeln, wie das Kind wieder in die Schule gehen kann. Der Vermeider wird den Plan wahrscheinlich ignorieren, sich schämen und sich weigern, diese Person wieder zu

treffen. Die unterstützende Person wird ihrerseits ebenso enttäuscht sein: Schließlich hatten sie eine Vereinbarung getroffen und das Kind hat sie nicht eingehalten.

2. Für den Vermeider ist die Begegnung an sich schon eine Herausforderung. Die Unterstützer müssen sich bewusst sein, dass die Begegnung mit ihnen für das Kind eine stark dysregulierende Erfahrung sein kann. In den meisten Fällen wird es in seinem Zimmer bleiben und die Interaktion auf ein Minimum beschränken. Diese Entscheidung sollte akzeptiert und nicht in Frage gestellt werden. Die Eltern sollten sich darüber im Klaren sein, dass ein solches Verhalten kein Zeichen von Respektlosigkeit, sondern von Scham und Angst ist.
3. Wenn der Vermeider sich weigert, die Unterstützerin überhaupt zu sehen, sollte diese das nicht persönlich nehmen und sich nicht beleidigt fühlen. Die meisten Vermeider sind nicht etwa wählerisch, sondern weigern sich grundsätzlich, jemanden zu treffen.
4. Kleine Schritte sind vorzuziehen. Die Unterstützer sollten erkennen, dass in dieser Situation weniger mehr ist. Ankommen und »Hallo« sagen könnte effektiver sein als bleiben und reden. Ein kleines Geschenk in der Nähe der Tür zu hinterlassen, könnte eine größere Wirkung haben als ein direkter Kontakt.
5. Geschwister können mächtige Vermittler sein. Brüder und Schwestern einer vermeidenden Person sind besonders gut in der Lage, Veränderungen zu fördern. In vielen Fällen haben sie Erfolg, wo andere, auch Fachleute, versagt haben. Sie könnten ihren Bruder oder ihre Schwester ermutigen, gemeinsam spazieren zu gehen; sie könnten ihm bzw. ihr helfen, mit akademischen Herausforderungen umzugehen; sie könnten ihn bzw. sie zum Lächeln bringen; und, ganz wichtig, sie könnten einfach zuhören. Die Interaktion mit Geschwistern scheint weniger schambehaftet zu sein als die mit Eltern, anderen Erwachsenen oder Freunden.
6. Jüngere Unterstützer können über Computerspiele Kontakte knüpfen. Da Vermeider den virtuellen Raum als einen sicheren Raum wahrnehmen, scheinen sie diesen Weg als angenehmer zu empfinden, um mit anderen in Kontakt zu treten.
7. Keinen Druck ausüben, die Kamera einzuschalten. Auch wenn ein Vermeider bereit sein könnte, online mit einer Unterstützerin in

Kontakt zu treten, kann es ein Gefühl der Scham auslösen, allzu sehr auf der Kamera zu beharren.

8. Eltern suchen oft die Unterstützung von Personen, die ein gutes Verhältnis zu ihrem vermeidenden Kind haben und deren Beziehung zum Kind sich auf ein bestimmtes Thema konzentriert. In solchen Fällen sollten die Unterstützer nicht über diesen Bereich hinausgehen. So sollte ein Gitarrenlehrer mit seinem Schüler nicht über das Thema Schule sprechen. Während diese Strategie bei verhaltensauffälligen Kindern und Jugendlichen wirksam sein kann, ist sie bei Vermeidern oft erfolglos und sogar riskant: Nach einem solchen Versuch wird der Gitarrenlehrer wahrscheinlich zu einer weiteren *Persona non grata.*
9. Die Erfahrung zeigt, dass die Einbeziehung von Unterstützerinnen als Intervention in der zweiten und dritten Phase der Therapie eingesetzt werden sollte, und nicht zu Beginn, wenn die Trennung des Kindes von sich selbst und seinen Eltern noch extrem ist. Der Grund dafür ist wahrscheinlich, dass diese Intervention eine intensive Belastung darstellt.
10. Wenn sich die Einbeziehung von Unterstützern einmal als unwirksam erwiesen hat, heißt das nicht, dass die Eltern es nicht zu einem späteren Zeitpunkt erneut versuchen sollten. In der Tat geben viele genesene Vermeider zu, dass sie erst »reifen« mussten, um sich von anderen helfen lassen zu können.
11. Jeder kann als Unterstützung fungieren – egal ob jung oder alt. Bei der Annäherung an eine vermeidende Person sollten sich jedoch alle an die in Kapitel 4 dargelegten Grundsätze halten: sich langsam bewegen, ansprechend sein, den Leitsatz »weniger ist mehr« beherzigen, sich Zeit lassen.

Vermeidung umdeuten, um positive Emotionen hervorzurufen

Was wir heute als »Vermeidung« bezeichnen, wurde im Laufe der Geschichte in einem günstigeren Licht gesehen und in positiven Begriffen beschrieben, z. B. als Ausdruck von geistigem Reichtum und Urteilskraft. In der Arbeit mit Eltern von vermeidenden Menschen ist es wichtig, solche optimistischen Perspektiven hervorzuheben und ihnen dabei zu helfen, die Zeit, die ihr Kind zurückgezogen verbringt, nicht nur als Verschwendung zu betrachten. Für die vermeidende Person könnte ein solches Reframing neue Möglichkeiten für eine viel konstruktivere und sinnvollere Selbsterzählung eröffnen – eine, in der nicht das Gefühl der Scham und des Versagens vorherrscht:

- *Vermeiden als nonkonformistische Haltung:* »Du hast eine andere Sicht auf das Leben und kannst nicht einfach die Regeln befolgen. Deshalb hast du oft das Gefühl, dass du nicht dazugehörst und dass es für dich nicht richtig ist, so zu handeln wie alle anderen. In vielerlei Hinsicht bist du ein Nonkonformist. Du siehst deinen Weg als anders als die anderen und willst selbst entscheiden, wie und in welchem Tempo du ihn gehst.«
- *Vermeiden zur Förderung der Kreativität:* »Künstler sind für ihre Zurückgezogenheit bekannt. Sie müssen allein sein, um Inspiration zu finden und in sich zu gehen. Vielleicht ist das auch etwas, was du brauchst: Dein kreatives Selbst entdecken. Dann wird das Leben auch wieder interessanter.«
- *Vermeidung und Selbstabschottung als Teil einer spirituellen Suche:* »Manchmal brauchen wir eine Atempause, um nachzudenken. Manchmal müssen wir eine Pause vom Leben einlegen, um zu verstehen, was geschieht und was für uns wichtig ist. Die Zeit, die du dir für dich selbst genommen hast, kann genau das sein. Ich bin gespannt, zu welchen Erkenntnissen du gelangst!«

Für die vermeidende Person bringen solche Erzählungen oft frischen Wind in die Selbstwahrnehmung: Sie rufen Dankbarkeit, Mitgefühl mit sich selbst und Stolz hervor,[45] drei Emotionen, die unabdingbar sind, um eine positive Verbindung sowohl zu den Menschen um uns herum als auch zu uns selbst herzustellen. Darüber hinaus dient jede dieser Emotionen dazu, die Scham zu regulieren – die Emotion, die das Kind überhaupt erst in die Vermeidung getrieben hat.

Dankbarkeit öffnet das Herz des Vermeiders und weckt den Wunsch, etwas zurückzugeben. Dankbarkeit, die aus der Umdeutung ihrer selbst gewählten Ausgrenzung erwächst, motiviert Vermeider, sich zu bemühen, um sich für das Gute, das sie erfahren haben, zu revanchieren. Mitgefühl mit sich selbst führt zu Verständnis und Vergebung anstelle von Kritik und Selbstbestrafung. Erzählungen, die die Botschaft vermitteln: »Es ist in Ordnung, mal eine Pause zu machen, manchmal brauchen wir sie«, tragen dazu bei, die selbstkritische Haltung der vermeidenden Person zu verringern. Nicht zuletzt fördert das Reframing des Vermeidungsverhaltens auch den Stolz. Stolz ist eine Emotion, die aufkommt, wenn wir unseren eigenen Erwartungen gerecht werden. In diesem Sinne ist er das genaue Gegenteil von Scham, die ausgelöst wird, wenn wir die Erwartungen an uns selbst nicht erfüllen. Stolz hilft Vermeidern, mit Schwierigkeiten im Leben umzugehen, weil sie das Gefühl haben, dass solche Hindernisse ihrem Leben Wert und Sinn verleihen. Er stärkt den Willen, sich Herausforderungen zu stellen und für Erfahrungen offen zu sein, da die Schwierigkeit selbst als Zeichen des Triumphs wahrgenommen wird. Dies wiederum erhält den Schwung, um weitermachen zu können.

Den Vermeidungsimpuls beherrschen und sich auf Rückfälle vorbereiten

Während des Veränderungsprozesses schwanken die Eltern von Vermeidern ständig zwischen Hoffnung und Verzweiflung. Das liegt daran, dass ihr eigenes Wohlbefinden zu einem großen Teil vom fragilen Selbstwertgefühl ihres Kindes abhängt: An einem Tag fühlt es sich gut und funktioniert gut, während am nächsten Tag schon ein kleiner Misserfolg dafür sorgen kann, dass es sich wieder zurückzieht. Mit der so sehr gewünschten Veränderung gehen Erwartungen einher – sowohl auf Seiten der vermeidenden Person als auch auf der ihrer Eltern. Leider werden diese Erwartungen nicht immer erfüllt, so dass Rückfälle ein wesentlicher Bestandteil auf dem Wege der Besserung sind.

Wenn Vermeiden erst einmal zur Gewohnheit geworden ist, zur »Standardentscheidung« im Umgang mit Leid und Kummer, ist die Versuchung, immer wieder darauf zurückzugreifen, groß. Mit anderen Worten: Da der Aufenthalt zu Hause Ruhe garantiert und vor unangenehmen Empfindungen schützt, wird man langsam süchtig nach Einsamkeit. Vermeider müssen lernen, diesen Impuls zu kontrollieren, damit kein gefährlicher Kreislauf entsteht: Als Reaktion auf jegliches emotionale Unbehagen, sei es mangelnde Zugehörigkeit,

Statusverlust, Scham oder Minderwertigkeitsgefühle, entscheidet sich die betroffene Person nun unweigerlich für die Flucht aus einer Umgebung, die sie als feindlich empfindet. Genesene Vermeider beschreiben diese Erfahrung als einen unaufhörlichen inneren Kampf. Während sich das Vermeiden sicher anfühlt, ist die Außenwelt mit einer Fülle von Unsicherheiten behaftet: Welche Begegnungen erwarten mich, werde ich andere treffen, werden sie mich mögen, werde ich erfolgreich sein? All diese Fragen verursachen Ängste und führen dazu, dass Vermeider leicht in Versuchung geraten, in alte Verhaltensmuster zurückzufallen.

Die Eltern sollten ihrem Kind helfen, der Versuchung zu widerstehen, sich immer wieder zu verstecken, da die selbst auferlegte Isolation den Einfluss der Scham auf sein Leben bloß verstärkt. Sie können unterstützen, indem sie:

- akzeptieren, dass Rückfälle Teil des Veränderungsprozesses sind und sie dem Kind die Botschaft vermitteln, dass ein Rückfall nicht gleichbedeutend mit Scheitern ist.
- sich und ihr Kind emotional vorbereiten und angesichts eines Rückfalls nicht mit Panik oder Demoralisierung reagieren.
- den Rückfall als vorübergehendes Unwohlsein, als eine Art Grippe, betrachten – nicht als chronische Krankheit – und damit die Botschaft vermitteln, dass es in Ordnung ist, eine Pause einzulegen, um neue Energie zu tanken.

»Aber ich habe so viel verpasst und ich liege so weit zurück!«

Irgendwann muss ein Vermeider anerkennen, dass er Zeit verloren hat. Manche Betroffene geben von vornherein auf, weil sie befürchten, dass sie den Rückstand nicht mehr aufholen können. Wenn die Eltern ihrem vermeidenden Kind helfen wollen, wieder Anschluss an die verschiedenen Lebensbereiche zu finden, müssen sie ihm die Überzeugung nehmen, dass es durch das Verpassen einer Gelegenheit auch alle anderen verpasst hat. Stattdessen müssen sie versuchen, das Kind davon zu überzeugen, dass das Leben vielfältige und abwechslungsreiche Möglichkeiten bietet.

Eine damit verbundene Sorge dreht sich um die Frage: »Was erzähle ich anderen, wenn ich nicht zur Schule komme, den Ausflug verpasse oder nicht an der Familienfeier teilnehme?« Häufig haben sie das Gefühl, dass sie ohne ein »Alibi«, d.h. eine plausible Entschuldigung für ihr Verschwinden von der Bildfläche, keine Kontakte zu anderen knüpfen können. Manche Vermeider fühlen sich getröstet, wenn die Eltern eine Erklärung vorschlagen (»Sag ihnen, dass es dir nicht gut ging«); andere finden, dass Ehrlichkeit der richtige Weg ist (»Ich habe ihnen gesagt, dass ich eine Krise durchgemacht habe«); wieder andere haben das Bedürfnis, ein neues Kapitel aufzuschlagen, z.B. indem sie die Schule wechseln, was wiederum die Notwendigkeit von Erklärungen verringert.

Letztlich sind es nicht unbedingt konkrete Lösungsvorschläge, sondern die Fähigkeit und Bereitschaft von Eltern und Kind, diese Themen gemeinsam, kooperativ, offen und ehrlich zu besprechen, und so das Problem der Scham zu lösen. Wenn Eltern oder andere unterstützende Personen (Lehrer, Therapeutinnen, Verwandte) einen solchen Dialog mit dem Kind führen, geschehen Dinge. Das Kind entwickelt ein Verständnis für die Ungewissheit von Gruppendynamiken und lernt, dass »Nicht-Zugehörigkeit« ein Teil der Zugehörigkeit ist. Es erkennt, dass das Gefühl, nicht dazuzugehören, kein persönliches Versagen ist und lernt, Unterschiede zu akzeptieren. So wird es fähig, die Erfahrung des Andersseins zu tolerieren. Darüber hinaus entwickeln sich all diese und weitere Aspekte eines tiefen, inneren Wissens organisch, und es entsteht eine andere Sichtweise auf die Zugehörigkeit, in der ihr Erleben ebenso dazugehört wie ihre Abwesenheit. Der Verlust des Zugehörigkeitsgefühls ist zwar schmerzhaft, aber nicht durchweg negativ und kann wichtige Informationen über uns selbst und andere liefern. Es ist ein Teil des Erwachsenwerdens und der Entdeckung, wer wir sind.

Anmerkungen

1 Omer, H., Weinblatt, U., & Avraham-Krehwinkel, C. (2021). The Parents' Instruction Manual. In H. Omer Non-violent resistance: A new approach to violent and self-destructive children (pp. 47–74) Cambridge University Press.

2 Omer, H., & Von Schlippe, A. (2004). Autorität durch Beziehung: die Praxis des gewaltlosen Widerstands in der Erziehung. Vandenhoeck & Ruprecht.

3 Die umfassendste Liste von Studien findet sich unter https://www.haimomer-nvr.com/publications-and-research (Zugriff am 30.1.2023).

4 Porges, S. W. (2017). The pocket guide to the polyvagal theory: The transformative power of feeling safe. WW Norton & Co.

5 Delahooke, M. (2020). Beyond Behaviors: Brain Science and Compassion to Understand and Solve Children's Behavioral Challenges. Hachette UK.

6 Desautels, Lori L. (2021). Connections Over Compliance: Rewiring Our Perceptions of Discipline (p. 29). Wyatt-MacKenzie Publishing. Kindle Edition.

7 Duncan, M., Healy, Z., Fidler, R., & Christie, P. (2011). Understanding pathological demand avoidance syndrome in children: A guide for parents, teachers and other professionals. Jessica Kingsley Publishers.

8 Sanderson, C. (2015). Counselling skills for working with shame. Jessica Kingsley Publishers.

9 Jacquet, J. (2016). Is shame necessary? New uses for an old tool. Vintage.

10 DeYoung, P. A. (2015). Understanding and treating chronic shame: A relational/neurobiological approach. Routledge.

11 Gilbert, P. (2000). The relationship of shame, social anxiety and depression: The role of the evaluation of social rank. Clinical Psychology & Psychotherapy: An International Journal of Theory & Practice, 7(3), 174–189.

12 Fessler, D. (2004). Shame in two cultures: Implications for evolutionary approaches. Journal of Cognition and Culture, 4(2), 207–262.

13 Weinblatt, U. (2016). Die Nähe ist ganz nah!: Scham und Verletzungen in Beziehungen überwinden. Vandenhoeck & Ruprecht.

14 Wile, D. B. (1993). After the fight: A night in the life of a couple. Guilford Press.

15 Ein japanischer Begriff, der eine Form von schwerem sozialem Rückzug beschreibt. Meist sind es Jugendliche und junge Erwachsene, die sich im Elternhaus zurückziehen und über einen längeren Zeitraum weder arbeiten noch zur Schule gehen können.

16 Dulberger, D., & Omer, H. (2021). Non-emerging adulthood: Helping parents of adult children with entrenched dependence. Cambridge University Press.

17 Zimbardo, P., & Coulombe, N. D. (2015). Man Disconnected: How technology has sabotaged what it means to be male. Random House.

18 Brown, B. (2010). The gifts of imperfection: Let go of who you think you're supposed to be and embrace who you are. Hazelden Publishing. Random House.
19 Lewis, H. B. (1971). Shame and guilt in neurosis. Psychoanalytic Review, 58(3), 419–438.
20 Brown, S. L. (2009). Play: How it shapes the brain, opens the imagination, and invigorates the soul. Penguin.
21 Alter, A. (2017). Irresistible: The rise of addictive technology and the Business of keeping us hooked. Penguin Press.
22 Bean, A. M. (2018). Working with video gamers in therapy: A clinician's guide. Routledge.
23 Kaufman, G. (2004). The psychology of shame: Theory and treatment of shame-based syndromes. Springer Publishing Company.
24 Dowds, B. (2018). Beyond the frustrated self: Overcoming avoidant patterns and opening to life. Routledge.
25 Hawkins, M. A. (2016). The Power of Boredom: Why Boredom is Essential for Creating a Meaningful Life. Tellwell Talent.
26 Branden, N. (1995). The six pillars of self-esteem. Bantam Doubleday Dell Publishing Group Incorporated.
27 Kaufman, G. (1992). Shame: The power of caring. Schenkman Books.
28 Weinblatt, U. (2016). Die Nähe ist ganz nah!: Scham und Verletzungen in Beziehungen überwinden. Vandenhoeck & Ruprecht.
29 Weinblatt, U. (2022). Unbeteiligt, gelangweilt, unmotiviert: Mit Jungs wieder in Kontakt kommen. Vandenhoeck & Ruprecht.
30 Brown, B. (2015). Daring greatly: How the courage to be vulnerable transforms the way we live, love, parent, and lead. Penguin.
31 McGonigal, J. (2011). Reality is broken: Why games make us better and how they can change the world. Penguin.
32 McGonigal, J. (2011). Reality is broken: Why games make us better and how they can change the world. Penguin.
33 Tracy, J. L., & Robins, R. W. (2007). The Nature of Pride. In J. L. Tracy, R. W. Robins, & J. P. Tangney (Eds.), The Self-Conscious Emotions: Theory and Research (p. 263–282). New York, NY: The Guilford Press.
34 Dulberger, D., & Omer, H. (2021). Non-emerging adulthood: Helping parents of adult children with entrenched dependence. Cambridge University Press.
35 Fogarty, T. (1979). The distancer and the pursuer. The Family, 7(1), 11–16.
36 Eldridge, K. A., & Christensen, A. (2002). Demand-Withdraw Communication during Couple Conflict: A Review and Analysis. In P. Noller, & J. A. Feeney (Eds.), Understanding Marriage: Developments in the Study of Couple Interaction (p. 289–322). New York: Cambridge University Press.
37 Miller, W. R., & Rollnick, S. (2012). Motivational Interviewing: Helping people change. Guilford Press.
38 Fredrickson, B. (2009). Positivity. Potter/Ten Speed/Harmony/Rodale.

39 MacDonald, G., & Leary, M. R. (2005). Why does social exclusion hurt? The relationship between social and physical pain. Psychological Bulletin, 131(2), 202.

40 Seefeldt, C. & Weinblatt, U. (2019). Fokus Sit-In. In B. Körner, M. Lemme, S. Ofner, C. Seefeldt, T. von der Recke, & H. Thelen, H. (Eds.) Neue Autorität – Das Handbuch: Konzeptionelle Grundlagen, aktuelle Arbeitsfelder und neue Anwendungsgebiete (p. 438–452) Vandenhoeck & Ruprecht.

41 Cacioppo, J. T., & Patrick, W. (2008). Loneliness: Human nature and the need for social connection. WW Norton & Company.

42 Turner, T. (2017). Belonging: Remembering Ourselves home. Her Own Room Press.

43 McGonigal, J. (2015). SuperBetter: A revolutionary approach to getting stronger, happier, braver and more resilient. Penguin.

44 Yalom, I. D. (1980). Existential psychotherapy. New York: Basic Books.

45 DeSteno, D. (2018). Emotional Success: The Power of Gratitude, Compassion, and Pride. Houghton Mifflin Harcourt.